Mathias Gnida

30 Minuten

Flugangst überwinden

Bibliografische Information der Deutschen Nationalbibliothek

Die Deutsche Nationalbibliothek verzeichnet diese Publikation in der Deutschen Nationalbibliografie; detaillierte bibliografische Daten sind im Internet über http://dnb.d-nb.de abrufbar.

Umschlaggestaltung: die imprimatur, Hainburg
Umschlagkonzept: Martin Zech Design, Bremen
Lektorat: Friederike Mannsperger
Satz: Zerosoft, Timisoara (Rumänien)
Druck und Verarbeitung: Salzland Druck, Staßfurt

3., überarbeitete Auflage 2012

Hinweis:
Das Buch ist sorgfältig erarbeitet worden. Dennoch erfolgen alle Angaben ohne Gewähr. Weder Autor noch Verlag können für eventuelle Nachteile oder Schäden, die aus den im Buch gemachten Hinweisen resultieren, eine Haftung übernehmen.

Printed in Germany

ISBN 978-3-86936-380-6

In 30 Minuten wissen Sie mehr!

Dieses Buch ist so konzipiert, dass Sie in kurzer Zeit prägnante und fundierte Informationen aufnehmen können. Mithilfe eines Leitsystems werden Sie durch das Buch geführt. Es erlaubt Ihnen, innerhalb Ihres persönlichen Zeitkontingents (von 10 bis 30 Minuten) das Wesentliche zu erfassen.

Kurze Lesezeit

In 30 Minuten können Sie das ganze Buch lesen. Wenn Sie weniger Zeit haben, lesen Sie gezielt nur die Stellen, die für Sie wichtige Informationen beinhalten.

- Alle wichtigen Informationen sind blau gedruckt.

- Schlüsselfragen mit Seitenverweisen zu Beginn eines jeden Kapitels erlauben eine schnelle Orientierung: Sie blättern direkt auf die Seite, die Ihre Wissenslücke schließt.

- *Zahlreiche Zusammenfassungen innerhalb der Kapitel erlauben das schnelle Querlesen.*

- Ein Fast Reader am Ende des Buches fasst alle wichtigen Aspekte zusammen.

- Ein Register erleichtert das Nachschlagen.

Inhalt

Vorwort

In einer Zeit wie heute, wo Zeit gleich Geld bedeutet, wo ein Termin den nächsten jagt, man zwischen „Tür und Angel“ Mittag isst (nur um sich danach ein magenaufräumendes Medikament zu verabreichen), ist das Flugzeug das Fortbewegungsmittel erster Wahl!
Fliegen ist schnell, komfortabel und sicher! Entfernungen spielen keine Rolle mehr. Heute ein Termin in Frankfurt, morgen in New York und übermorgen in Hongkong. Fliegen ist Lifestyle und hat nicht nur im Geschäftsleben einen großen Stellenwert.
Doch leider entspricht es auch einer Tatsache, dass ca. ein Drittel aller Menschen, die ein Flugzeug besteigen, unter Flugangst leiden! Die Palette der möglichen Symptome reicht von feuchten Händen und diesem „komischen Gefühl“ während des Aufenthaltes an Bord bis hin zu regelrechten Panikattacken vor Betreten des Fliegers oder schlimmer noch ... während des Fluges!
Mit dem Erwerb dieses Buches haben Sie den ersten wichtigen Schritt im Kampf gegen Ihre Flugangst unternommen. Auf den folgenden Seiten werde ich Ihnen helfen, Ihre Flugangst Schritt für Schritt unter Kontrolle zu bekommen. Ich werde Sie davon überzeugen, dass man während des Fluges nicht die Tür aufmachen kann, dass der Ausfall eines Triebwerkes die Sicherheit des Fluges kaum beeinträchtigt (und selbst ein kompletter Triebwerksausfall nicht dazu führt, dass ein Flugzeug einfach wie ein Stein vom Himmel fällt ...)

oder dass Fischvergiftungen der kompletten Cockpitbesatzung unmöglich sind!
Fliegen ist die sicherste Art der Fortbewegung und das Gefährlichste am Fliegen ist und bleibt der Weg zum Flughafen!
Ich biete Ihnen an, das Flugzeug als Freund und nicht als Feind zu verstehen, und lade Sie hiermit herzlich ein, mich durch das Buch zu begleiten, um die faszinierende Welt des Fliegens für sich (wieder) zu entdecken!

Herzlichst

Ihr Mathias Gnida

PS
Dieses Buch widme ich meiner Familie, insbesondere meinem Vater Bernd Gnida.
Ich danke meinem Freund, Dipl. Psych. Daniel Dabelstein, für seine fortwährende Hilfestellung beim Schreiben dieses Buches.

30 MINUTEN

1. Flugangst begreifen

„Die Selbsterkenntnis ist eine Tugend, die von den Menschen am schwersten erkämpft werden muss."

Fernöstliches Sprichwort

1.1 Was ist eigentlich Angst?

Haben Sie sich nicht auch schon mal vorgestellt, wie schön es wäre, keine Angst mehr zu haben, sich vor nichts mehr fürchten zu müssen, nie mehr dieses beklemmende Gefühl spüren zu müssen?

Angst als menschliches Grundgefühl

Angst ist neben Freude, Trauer, Wut und Scham ein menschliches Grundgefühl, welches sich in Situationen, die wir als bedrohlich empfinden, als Besorgnis und unlustbetonte Erregung äußert.

Evolutionsgeschichtlich hatte die Angst eine wichtige Funktion als ein die Sinne schärfender Schutzmechanismus, der in tatsächlichen oder auch nur vermeintlichen Gefahrensituationen ein angemessenes Verhalten (etwa Flucht) einleitet.
Ohne Angst wären wir also in beständiger Lebensgefahr! Angst ist ein lebensnotwendiges und natürliches Gefühl, was uns beispielsweise davon abhält, uns in Situationen zu begeben, die unserer Gesundheit nicht zuträglich wären und die wir dann wahrscheinlich nicht bewältigen würden.

Positiver und negativer Stress

Genauer definiert ist Angst eine erweiterte Reaktion auf Stress respektive auf bestimmte Stressauslöser, sogenannte Stressoren beziehungsweise Stressfaktoren. Diese auf uns Menschen einwirkenden Reize werden von unserem Körper interpretiert und bewertet. Befindet unser Körper sie für positiv, spricht man von *Eustress*, befindet er sie für negativ, spricht man von *Dystress*. Während Eustress auch bei längerem Einwirken auf unseren Organismus unsere Aufmerksamkeit sowie unsere Leistungsfähigkeit zu steigern vermag, ohne unserem Körper langfristig zu schaden, sieht das bei negativem Stress, dem Dystress, schon anders aus. Langfristig einwirkender Dystress führt zu genereller Leistungsabnahme und abnehmender Immunreaktion. Bei fehlender Bewältigungsstrategie kann es zur totalen Erschöpfung kommen.

Die drei Phasen der Stressreaktion

Der Mediziner Hans Selye, der zu den bedeutendsten Stressforschern zählte, beschrieb die folgenden drei Phasen der Stressreaktion:

1. Die Schock- oder Alarmreaktion: Blutdruck und Körpertemperatur werden gesenkt. Weiterhin kommt es u. a. zu einer Unterzuckerung des Blutes.
2. Die Widerstandsphase: Es kommt zur einer schnellen Ausschüttung u. a. des Hormons Adrenalin. Dieses Hormon setzt Glucose (bestimmter Zuckertyp) aus den Energiespeichern der Leber und der Muskulatur frei und stellt schnell Energiereserven durch Fettabbau bereit. Der Körper will die Leistungsfähigkeit seiner Muskeln und des Gehirns erhöhen. Unsere Pupillen weiten sich, unsere Schmerzempfindlichkeit wird deutlich gemindert und wir sind bereit, uns mit voller Energie und Aufmerksamkeit dem Stressor zu stellen.
3. Die Erschöpfungsphase: Während dieser Phase lassen unsere Abwehrkräfte bei andauernder Stresseinwirkung nach. Die eben noch vorbildlich funktionierende Adaption an den Stressor versagt zunehmend und es kann bis zum Zusammenbruch des Organismus kommen.

Angstreaktionen

So, wir wissen jetzt, was Stress ist und wie er sich auswirkt. Lassen Sie uns jetzt etwas gezielter auf Stress im Sinne von Angstreaktionen schauen. Diverse Schreck-

bzw. Angstreaktionen sind dem Menschen angeboren und zeigen sich zum Beispiel als Abwehr- oder Fluchtreflex. Beispiele für Ängste, die solche Reflexe hervorrufen, sind Angst vor Dunkelheit, vor Höhe, vor Blitz und Donner oder die Angst vor Schlangen. Sieht man diese Ängste im Lichte der Evolution, so sind die angeborenen Verhaltensweisen auch nachvollziehbar. Dunkelheit bedeutete früher Gefahr, da man seine Feinde (Mensch oder Tier) nicht sah. Man schreckt automatisch vor einem Abgrund mit großer Höhe zurück oder zuckt bei plötzlich unbekannt auftretendem Lärm zusammen.

Es ist wichtig zu erwähnen, dass nicht jeder Mensch auf einen Stressor gleich reagiert und ihn gleich bewertet. Je nach Vorgeprägtheit gehen die Menschen unterschiedlich mit der Verarbeitung von Stressoren um. Oft reicht schon eine einzelne subjektiv negative Erfahrung aus, um eine Angst auszulösen.

Doch wie kommt es zu Angststörungen und Phobien und wie unterscheiden sie sich?

Angststörungen und Phobien

Angststörungen bzw. Phobien sind im Allgemeinen psychische Störungen, bei denen eine unspezifische Angst oder eine Angst vor Dingen bzw. Situationen im Vordergrund steht. Alle Phobien haben gemeinsam, dass sich die Betroffenen vor etwas fürchten, bei dem der andere normalerweise keine Angstreaktion zeigt und das normalerweise auch als ungefährlich gilt. Interessanterweise weiß der Betroffene um die Irrationalität seiner meist überzogenen Reaktion, kann diese jedoch trotzdem nicht bewusst unter Kontrolle bekommen.

Angststörungen und Phobien haben sehr komplexe Ursachen. Eine gewisse Prädisposition kann hierfür vererbt werden. Der Betroffene zeigt dann generell eine erhöhte Angstbereitschaft. Weitere wichtige auslösende Faktoren sind psychische Labilität, eine sehr bildhafte Vorstellungsweise, das sogenannte unbewusste Modelllernen (jemand anderen in einer Situation beobachten und für sich lernen, wie man sich in dieser Situation verhält), die individuelle Erwartungshaltung und auch hier wieder die klassische Konditionierung.

Sollten Sie sich eingehender für die Klassifizierung oder die diagnostischen Kriterien von spezifischen Phobien interessieren, finden Sie diese Informationen im Verzeichnis der internationalen Klassifikation der Krankheiten, dem sog. ICD (International Classification of Deseases), herausgegeben von der Weltgesundheitsorganisation (WHO). Die aktuell gültige Ausgabe ist die ICD-10 (Stand 2007). Zu den Phobien gehört auch die uns hier interessierende Aviophobie.

Lernen Sie, Angst als ein lebensnotwendiges Gefühl zu akzeptieren. Phobien können unterschiedliche Ursachen haben.

1.2 Definition

Hinter dem Begriff Aviophobie verbirgt sich eine krankhafte Angst respektive Abneigung vor dem Fliegen. Die Betroffenen reagieren in unterschiedlichem Ausmaß mit einer Vermeidungsstrategie. Alternativ wird die Situation jedoch auch mit Angst oder Unbehagen ertragen. Bei Flugangst handelt es sich gemäß allgemeingültiger Einteilung um eine sogenannte spezifische Phobie des situativen Typs, da sie auf eine spezifische Situation, nämlich das Fliegen, beschränkt ist.

Wie kommt es zu Flugangst?

Flugangst kann per se jeden treffen. Unabhängig von Alter und Geschlecht, egal ob derjenige vorher noch nie geflogen ist oder schon mehrere Hundert Flüge hinter sich hat. Sie ist auch unabhängig von Beruf oder Ausbildung.
Die Intensität von Flugangst ist individuell unterschiedlich stark ausgeprägt, und auch ein und dieselbe Person kann zwei aufeinanderfolgende Flüge unterschiedlich erleben. Bemerkenswert bei Flugangst ist ein enger Zusammenhang mit sozialen Phobien. So fürchten Betroffene beispielsweise oft, dass sie vor anderen die Kontrolle über sich verlieren könnten und sich dadurch „outen", dass sie sich zum Beispiel während des Fluges übergeben müssen.

Lerntheoretische Erklärungen

Bei diesem Erklärungsansatz für die Beschreibung der Entstehung von Phobien wird ein mehrstufiger Prozess

angenommen. Zunächst „erlernt" eine Person die Angst vor einer zuvor neutralen Situation. Am Beispiel der Flugangst erklärt bedeutet das: Ein Mensch, der nie Angst vor dem Fliegen hatte, erlebt bei einem unruhigen Flug die Angst abzustürzen. Die früher neutrale oder sogar als angenehm erlebte Situation des Fliegens ist nun mit Angst besetzt. Würde die Person sich danach wiederholt dieser Situation aussetzen und dabei sehen, dass die Angst unbegründet ist, würde das Fliegen seinen bedrohlichen Charakter verlieren.
Die erworbene Angst vor dem Fliegen hält aber die Person davon ab, sich dieser Situation erneut auszusetzen. Auf diese Weise wird durch die Vermeidung der angstbesetzten Situation die Angst aufrechterhalten, denn die Vermeidung der Situation wird durch das Ausbleiben der Angst „belohnt". Es kann auch Angst vor einer Situation oder einem Objekt erworben werden, mit der die Person selbst noch nie schlechte Erfahrungen gemacht hat. So kann beispielsweise bei einem Kind schon Angst vor einer Spinne entstehen, weil es gesehen hat, mit welcher Angst seine Mutter auf den Anblick dieses Tiers reagiert hat. Durch diese Beobachtung hat es gelernt, dass eine Spinne etwas ist, wovor man Angst haben muss.

Neurobiologische Aspekte

Die eben beschriebenen Erklärungen suchen die Ursachen für Angst- und Panikstörungen in bestimmten Umweltbedingungen. Man kann sich aber die Frage

stellen: Warum entwickeln dann nicht alle Menschen unter ähnlichen Lernbedingungen Phobien?
Man geht davon aus, dass nicht nur schlechte Lernerfahrungen zu der Ausbildung einer Phobie führen, sondern dass zudem eine biologische Disposition dafür bestehen muss. Ein Aspekt, der dabei eine Rolle zu spielen scheint, ist die Labilität oder Stabilität des autonomen Nervensystems. Das autonome Nervensystem reguliert und kontrolliert die Funktionen der inneren Organe, z. B. Herz und Atmung. Menschen, die zu Angststörungen neigen, verfügen über ein labiles autonomes Nervensystem, das leicht durch verschiedenste Reize erregt werden kann. Dies führt dazu, dass Angstsymptome besonders schnell ausgebildet werden können. Die Labilität des autonomen Nervensystems scheint angeboren zu sein. So zeigt sich auch, dass genetische Faktoren an der Entstehung von Angst- und Panikstörungen beteiligt sind.

Psychoanalytische Theorien

Aus psychoanalytischer Sicht entsteht eine Phobie durch die Verdrängung angstauslösender Gedanken. Die mit Angst behafteten Gedanken werden vom Betroffenen durch harmlose Inhalte ersetzt und damit verschoben. Die Angst wird also nach außen hin auf harmlose Dinge projiziert, die mit der eigentlichen Angst nur in relativer Verbindung stehen. Treten innerhalb eines Individuums Konflikte auf, werden diese also durch Abwehrmechanismen nach außen verlagert.

Bei einer Phobie hat der Betroffene dann nicht eigentlich Angst vor dem wirklichen Objekt, auf das er phobisch reagiert, sondern er fürchtet in Wahrheit die unbewusste Fantasie, die mit diesem Objekt in Verbindung steht.
Auch wird angenommen, dass die betroffene Person in ihrer Entwicklung nicht die Fähigkeit entwickeln konnte, mit normaler Angst umzugehen. In als Konflikt erlebten Situationen ist die Person deshalb überfordert und es können alte kindliche Ängste in ihr aufsteigen.

Vermeidungsstrategie

Sie werden sicherlich nicht besonders überrascht sein, wenn ich Ihnen erzähle, dass Menschen im Allgemeinen dazu neigen, sich vor unangenehmen Dingen zu drücken: Seit Wochen müssen die Fenster geputzt werden, aber heute ist das Wetter einfach zu schön. Die Hemden sind gewaschen und müssten gebügelt werden ... wenn da nicht das Telefonat mit der besten Freundin wäre, außerdem haben Sie ja noch ein letztes frisches im Schrank hängen. Und am Wochenende müsste dringend der Rasen gemäht werden, doch das Grillen bei Lisa und Peter geht natürlich vor ... So weit zu den harmlosen Dingen!
Wenn Sie jetzt allerdings aus diesen vermeintlich harmlosen Dingen heraus beginnen, eine regelrechte Strategie zu entwickeln, wie Sie Dingen ausweichen und diese vermeiden, wird schnell aus Harmlosigkeit bitterer Ernst!

Ein paar Beispiele gefällig?

- Wenn Sie anfangen, still und heimlich lieber Medikamente zu nehmen als sich einem Arzt für die Bekämpfung Ihrer Schmerzen anzuvertrauen.
- Wenn Sie abends nach Feierabend mindestens fünf Gläser Alkohol brauchen, um Ihre Gedanken nicht mehr kreisen zu lassen und zu entspannen.
- Oder im Fall der Aviophobie, wenn Sie anfangen, Ihren Urlaub nur noch dort zu planen, wo Sie bequem mit Bus und Bahn hinkommen, und alles dafür tun, Ihre Freunde und Ihre Familie von Ihrem Ziel zu überzeugen.

Natürlich ist es ein Stück weit menschlich, so zu handeln, denn es ist bequem, und wer geht nicht gern den Weg des geringsten Widerstands, wenn sich ein solcher bietet? Unglücklicherweise übersehen wir nur allzu oft die Folgen unseres Tuns.
Denn solange wir beispielsweise Aufschieberitis, vermiedenen Konfrontationen oder Ängsten mit methodischer Präzision Vorschub leisten, geraten wir immer tiefer in den Sog dieser uns stetig mehr quälenden Phänomene.
Im Falle von Ängsten, speziell Ihrer Flugangst, belohnen wir uns also mit einem „guten Gefühl", indem wir uns vormachen, durch das Vermeiden des Fliegens sowie das Benutzen von Auto oder ICE das subjektiv Richtige getan zu haben. Dies ist jedoch objektiv betrachtet und bedauerlicherweise ein fataler Irrtum, der uns im-

mer tiefer in eine Abhängigkeit bezüglich unserer individuellen Vermeidungsstrategie hineingeraten lässt. Einmal verinnerlicht, bedarf es größtmöglicher Anstrengung, aus diesem Vermeidungskreislauf wieder hinauszukommen. Denken Sie in Zukunft bei Ihren täglichen kleinen und großen Aufgaben einmal daran und reißen Sie das Ruder herum, wo immer es geht. Und um Ihnen an dieser Stelle etwas Mut zu machen: Dieses Prinzip funktioniert natürlich auch in der entgegengesetzten Richtung! Wir benötigen in der Regel sechs bis neun Wochen, um eine Handlungsweise zur Routine werden zu lassen. Wenn Sie in Zukunft also beispielsweise vorhaben, regelmäßig zu joggen, wird das morgendliche Schuheschnüren und Laufen spätestens nach neun Wochen zum selbstlaufenden Morgenritual!

Die Macht der Gedanken

Gedanken jeglicher Art haben uns schon so manche schlaflose Nacht beschert. Sorgen kreisen in unserem Kopf, wir kriegen Herzklopfen, waren eben noch müde und sind – kaum liegen wir – wieder hellwach. Doch warum ist das so?

Kennen Sie den Satz: „Der Glaube versetzt Berge"? Sicher kennen Sie ihn. Aber wissen Sie auch, wieviel Wahres in diesem Satz steckt?

Unser Gehirn mitsamt unseren Gedanken und unserer Fantasie ist in der Lage, Dinge zu bewirken, die wir – hätten wir sie nicht selbst erlebt – nur ungläubig mit einer Handbewegung abtun würden. Ein schönes Bei-

spiel hierfür sind Placebo-Medikamente. Wir glauben fest an die medikamentöse Hilfe dieser Mittel, obgleich wir in Wirklichkeit Pillen ohne den kleinsten Milligramm Wirkstoff zu uns nehmen und werden geheilt! Dahinter versteckt sich das Prinzip der selbsterfüllenden Prophezeiung. Erwartungen, die wir ins uns tragen, können einen so starken Einfluss auf unser tägliches Handeln und unser Tun nehmen, können unsere Gedanken unbewusst auf ein Ziel richten, dass dieses schließlich auch erreicht wird. Stellen Sie sich beispielsweise Ihr Horoskop für diese Woche vor. Darin steht: „Sie werden eine neue Bekanntschaft machen". Wenn Sie dies glauben und wirklich eine neue Bekanntschaft machten, lag es freilich nicht am Horoskop, sondern an Ihrer Einstellung, plötzlich mutiger zu sein und auf Menschen dadurch anders zu wirken.
Ein weiteres Beispiel für die Kraft der Gedanken ist, dass unser Gehirn im gedanklich-sprachlichen Sinn nicht Negieren kann. Es kann das Wort „nicht" nicht verarbeiten. Natürlich verstehen Sie mich rein sprachlich, wenn ich Ihnen sage: „Ich kann morgen nicht mit Ihnen telefonieren." Nun sage ich Ihnen aber: „Denken Sie jetzt *nicht* an einen rosa Elefanten." Was haben Sie als erstes gedacht? Natürlich ... an den rosa Elefanten! Danach vielleicht an Ihren nächsten Einkauf, eine blaue Katze oder dass Golf rückwärts buchstabiert Flog heißt, aber zuerst an den rosa Elefanten! Wir können also nicht etwas „nicht" denken! Erst müssen wir einen Gedanken haben, danach erst können wir ihn entsprechend „be-arbeiten".

Ein weiterer Beweis für die Macht der Gedanken ist folgendes Beispiel: Stellen Sie vor, vor Ihnen läge eine große goldgelbe, wohlriechende und saftige Zitrone. Stellen Sie sich weiter vor, Sie nähmen diese Zitrone in die Hand, um daran zu riechen. Fühlen Sie in Gedanken diese Zitrone! Ihre riffelige Oberfläche … glatt, kalt und erfrischend. Jetzt schneiden Sie in Gedanken die Zitrone in zwei Hälften, nehmen sich eine und beißen herzhaft hinein …Was haben Sie an sich beobachtet? Ist Ihnen nicht das Wasser im Mund zusammengelaufen beim Gedanken an die Zitrone und haben Sie nicht etwas den Mundwinkel verzogen, als Sie sich vorstellen sollten, herzhaft hineinzubeißen? Natürlich! Doch das Erstaunliche daran, ist, dass die Zitrone physisch überhaupt nicht vor Ihnen lag. Nur durch die Kraft Ihrer Gedanken haben sich körperliche Symptome wie Speichelproduktion oder ein verzogener Mundwinkel bemerkbar gemacht.
Was bedeutet das nun alles für Ihre Flugangst? Es bedeutet, dass allein die Macht der Gedanken ausreicht, um Sie vor einem anstehenden Flug in Angst zu versetzen – was objektiv betrachtet, denn Sie liegen ja vielleicht im Bett, sitzen auf der Couch oder am Tisch – völlig sinnlos erscheint. Ihre Gedanken sind so stark, dass sie in Ihnen die bereits bekannten Körpersymptome hervorrufen, bevor Sie auch nur einen Fuß in Richtung Flughafen getan haben.
Im Sinne einer späteren Bewältigungsstrategie liegt unter anderem hier ein hervorragender Ansatz für die effektive Bekämpfung Ihrer Flugangst (siehe Kapitel 3).

Situationsspezifische Phobie

Eine Phobie haben wir bereits als eine unvernünftige, sich entgegen besserer Einsicht zwanghaft aufdrängende Angst vor bestimmten Gegenständen oder Situationen definiert (siehe S. 12).
Als spezifische Phobie wird eine anhaltende Angst vor einem spezifischen Objekt oder einer bestimmten Situation bezeichnet. Flugangst gehört in diese Kategorie, neben anderen häufigen Ängsten wie Höhenangst, Angst vor Spinnen, Blut, geschlossenen Räumen oder Angst vor Ansteckung.

30 *Flugangst ist eine situationsspezifische Phobie, die jeden treffen kann, also müssen Sie sich nicht davor schämen!*

1.3 Symptome

Das Erkennen und Zuordnen der mit Flugangst verbundenen Symptome ist der erste wichtige Schritt für Sie, sich mit Ihrer Angst „vertraut" zu machen. Was für Sie eben noch ein unangenehmes Gefühl war, bekommt durch die Identifizierung Ihrer eigenen Reaktionen Transparenz. Die Erkenntnis, welche Reaktionen wann auftreten, wird Ihnen die richtigen Ansatzpunkte liefern, Ihrer Flugangst mutig und konsequent zu begegnen.
Die nachfolgende beispielhafte Auflistung möglicher subjektiver Empfindungen und körperlicher Sympto-

matiken bei Flugangst soll Sie anregen, Ihre persönlichen Reaktionen zu visualisieren. Nehmen Sie sich jetzt ein paar Minuten Zeit und erkennen Sie Ihre Symptome.

Kennen Sie Ihre Symptome?

- schnelle Atmung
- feuchte Hände
- sich losgelöst fühlen
- Schwindel
- Kälteschauer
- Unwohlsein
- Durchfall
- Angst vor Kontrollverlust
- allgemeines Engegefühl
- Harndrang
- glühendes Gesicht
- Benommenheit
- Angst zu sterben
- unfähig zu entspannen
- alleingelassen fühlen
- isoliert fühlen
- Muskelkrämpfe
- Beklemmung in der Brust
- eingeengt fühlen
- Schwitzen
- innere Unruhe
- allg. Verkrampfung
- Übelkeit
- Herzklopfen/-rasen
- Nervosität
- Kopfschmerzen
- Panik
- verrückt werden
- Schwächegefühl
- Erstickungsgefühl
- Taubheit/Kribbeln
- Schrecken
- weiche Knie
- Appetitlosigkeit
- Aggressivität
- Bewegungsdrang
- Zittern
- Lähmung

Gratuliere! Sie haben den ersten wichtigen Schritt geschafft! Jetzt wissen Sie, mit welcher Symptomatik Ihre Flugangst belegt ist, quasi, mit wem Sie es zu tun haben. Sie haben Ihrem Flugangstgespenst ein Gesicht gegeben.

Nun gilt es zu klären, wann Ihre Reaktionen auftreten und in welcher Stärke. Lassen Sie uns also zusammen Mimik und Charakterzüge Ihres Flugangstgespenstes bestimmen. Diese Identifikation wird nicht nur seine Verletzlichkeit aufzeigen, sondern auch Angriffspunkte zu dessen erfolgreicher Bekämpfung liefern.

Die Intensität Ihrer Symptome

Nicht jeder Mensch ist gleich, und jeder von uns reagiert zum Glück unterschiedlich auf äußere Impulse. Der eine mag Schokoladeneis lieber als Erdbeere (ICH übrigens hasse Erdbeereis ...), ein anderer liegt im Sommer lieber am Strand, als im Winter Ski zu fahren, und ein Dritter schaut lieber Fernsehen, als ein gutes Buch zu lesen. So verschieden wir auch sind, so unterschiedlich sind auch unsere Reaktionen und deren Intensität auf bestimmte Reize. Herauszufinden, was wir mögen und was nicht bzw. in welcher Abhängigkeit dieses von bestimmten Situation steht, lässt uns ein Stück weit mehr erkennen, wer wir sind und was uns ausmacht.

Ich möchte Sie jetzt ermuntern, sich über die Intensität der im letzten Abschnitt von Ihnen erkannten Reaktionen Ihrer Flugangst Gedanken zu machen. Dazu übertragen Sie bitte die von Ihnen identifizierten Reaktionen in die nachfolgende Liste und bewerten deren Stärke, wobei 100 % die stärkste Reaktion darstellt. Bringen Sie anschließend auf einem Extrazettel die von Ihnen genannten Symptome in eine Reihenfolge. Schreiben Sie die Reaktionen, die Sie am stärksten belasten, oben hin, die weniger schlimmen in entsprechender Abstufung darunter. Bei gleicher Bewertung unterteilen Sie nach persönlicher Bedeutung.

Bitte kreuzen Sie nach folgendem Schema an:
⓪=1-20 % Intensität; ❶=21-40 % Intensität;
❷=41-60 % Intensität; ❸=61-80 % Intensität;
❹=81-100 % Intensität.

1. .... ⓪❶❷❸❹

2. .... ⓪❶❷❸❹

3. .... ⓪❶❷❸❹

4. .... ⓪❶❷❸❹

5. .... ⓪❶❷❸❹

6. .... ⓪❶❷❸❹

7. .... ⓪❶❷❸❹

8. .... ⓪❶❷❸❹

9. .... ⓪❶❷❸❹

10. .... ⓪❶❷❸❹

11. .... ⓪❶❷❸❹

12. .... ⓪❶❷❸❹

Sehr schön! Jetzt wissen Sie also, welche Symptome Ihnen zu schaffen machen und wie stark diese Reaktionen von Ihnen empfunden werden. Wenn wir jetzt noch herausfinden, wann diese Reaktionen zum Tragen kommen, können wir damit beginnen, die verschiedenen Situationen zu beleuchten und ihnen den „Schrecken“ zu nehmen!

30 *Erkennen und visualisieren Sie die persönlichen Reaktionen Ihrer Flugangst. Machen Sie sich bewusst und vertraut, welche Symptome bei Ihnen am stärksten sind, denn die gilt es, im Folgenden zu mildern bzw. ganz zum Verschwinden zu bringen.*

1.4 Persönliche Stresskurve

Wer Flugangst hat, leidet nicht zwangsläufig nur beim Fliegen unter seiner Angst. Schon der Gedanke an die aufkommende Urlaubsvorbereitung oder die bereits Monate vorher zu tätigende Flugbuchung können schon verschiedenste Symptome zum Vorschein bringen. Damit Sie ein besseres Bild bezüglich der Frequenz (und Amplitude) Ihrer Flugangstreaktionen bekommen, stellen Sie sich die Frage: Wann genau treten die von Ihnen erkannten Symptome auf?

Situationsserie und Situationsfaktoren

Um zu wissen, in welchem Augenblick Sie welche Symptome zeigen und wie stark diese sich äußern, müssen wir zunächst eine zeitlich strukturierte Situationsserie konstruieren. Die Situationen sind dabei gekoppelt an signifikante Ereignisse (z. B. Turbulenzen) während des Fluges. Anschließend werden Sie in einer Übung diese Situationsserie um Ihre ganz persönlichen, angstauslösenden Situationsfaktoren ergänzen und Ihre bereits identifizierten Reaktionen samt entsprechender Intensität der jeweiligen Situation zuordnen.

Folgende chronologisch geordnete Situationsserie soll Ihnen als Gerüst dienen:

- Beginn der Reiseplanung (u. U. Monate vor dem Flug)
- vier Wochen vor dem Abflug
- die Nacht vor dem Abflug
- am Check-in
- am Abfluggate
- beim Betreten des Flugzeuges
- beim Schließen der Türen
- beim Starten der Triebwerke
- beim Rollen zur Startbahn
- beim Start
- während des Steigfluges
- im Reiseflug
- während des Landeanfluges
- beim Aufsetzen/Bremsen

Es gibt sehr viele Faktoren, die während eines Fluges, aber auch davor oder danach eine wichtige Rolle spielen und Ihr Flugangstverhalten beeinflussen können:

- unbekannte Geräusche
- schlechtes Wetter (z. B. Wind, Nebel, Regen, Gewitter, Schneefall, Blitze)
- Verspätungen
- Turbulenzen
- Flugausfall
- Umbuchungen

Zu erwähnen sind außerdem:

- Angst vor der Höhe
- Angst vor einem Flugzeugunfall
- Angst vor einem Terroranschlag
- Angst, dass Flugangst von anderen bemerkt wird (und andere soziale Ängste)
- Angst, keine ärztliche Hilfe zu bekommen
- Angst, den Piloten ausgeliefert zu sein
- Klaustrophobie
- Angst vor technischem oder menschlichem Versagen
- prägende Erfahrungen aus der Kindheit
- traumatische Erlebnisse (in Zusammenhang mit Flugzeugen)

Oft genügen auch schon folgende Anlässe, um Angstsymptome auszulösen:

- ein Flugzeug anschauen
- von einer Flugreise erzählt bekommen

- jemanden vom/zum Airport abholen/bringen
- anschnallen im Flugzeug
- hören, wie Triebwerke beschleunigen
- während Flug aus Fenster schauen
- Beobachtung des Personals
- Cockpitansagen

Wir werden uns den meisten dieser Faktoren im letzten Kapitel „Kurze Frage – schnelle Antwort" widmen.

Konstruktion der Stresskurve

Nun zeige ich Ihnen, wie Sie Ihre ganz persönliche, flugangstbedingte Stresskurve entwerfen können. Diese wird Ihnen aufzeigen, zu welchem Zeitpunkt auf der Situationsachse Sie welche Reaktionen identifiziert haben und wie stark diese bei Ihnen zum Vorschein kommen.

Das Eintragen Ihrer Angstintensität in Prozent über den von Ihnen erlebten Situationen soll Ihnen als Beispiel dienen, Ihre persönliche Stresskurve zu gestalten. Sie können diese Stresskurve ganz Ihren persönlichen Bedürfnissen anpassen, indem Sie persönliche Situationen definieren und sie auf der Situationsachse entsprechend ändern, ein- oder hinzufügen.

Übung: Meine Stresskurve

Bitte nehmen Sie sich nun ein kariertes DIN-A4-Blatt (Querformat), ein Lineal und bunte Stifte.

1. Ziehen Sie am linken Rand eine vertikale Linie (die Y-Achse oder auch *Intensitätsachse*) und am unteren Rand eine horizontale Linie (X-Achse oder *Situationsachse*), die sich mit der vertikalen Achse links unten schneidet.
2. Unterteilen (skalieren) Sie die Intensitätsachse von unten nach oben linear in 10 %-Schritten, bis Sie 100 % als maximal erreichbaren Wert links oben stehen haben.
3. Skalieren Sie als Nächstes die Situationsachse. Als Orientierung dient Ihnen die Situationsserie von Seite 27.
4. Im letzten Schritt nehmen Sie die von Ihnen identifizierten Reaktionen (Seite 25) und kreuzen entlang der Situationsserie an, in welcher Intensität sich diese Reaktion in der jeweiligen Situation zeigt. Nun verbinden Sie alle Kreuze zu einer Linie. Wiederholen Sie dies beliebig oft mit einer anderen Farbe für andere Reaktionen. Die auftretenden Spitzen können als negativer Stress und damit als Maß Ihrer Flugangst interpretiert werden.

Führen Sie sich bei Ihrer anschließenden Analyse vor Augen, welche Situationen Ihre Angst ansteigen lassen und in welchen Situationen Sie entspannter reagieren. Dies wird Ihnen helfen, all jene Momente zu identifizieren, die für praktische Umsetzungstipps Ihrer Bewältigungsstrategie gut geeignet scheinen.

Hier ein Beispiel für eine Stresskurve:

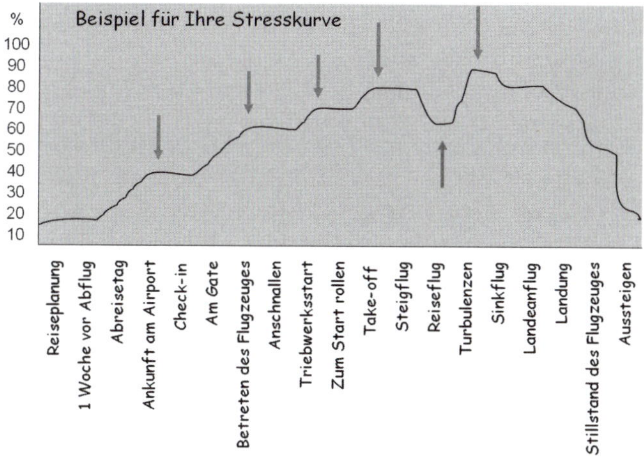

Der Blick auf Ihre Stresskurve lässt Sie einschätzen, welche Reaktionen Ihnen wann zu schaffen machen. Diese Erkenntnis ist extrem wichtig, damit Sie künftig im richtigen Augenblick angemessene Maßnahmen ergreifen können, um Einfluss auf Ihre Reaktionen zu nehmen.

30

Die Bereitschaft, sich Ihrer Flugangst zu stellen, ist der erste Schritt zur erfolgreichen Bekämpfung Ihrer Angst.

- ***Machen Sie sich klar, welche Ursachen Flugangst haben kann.***
- ***Erkennen Sie Ihre persönlichen Reaktionen.***
- ***Verschaffen Sie sich anhand Ihrer Stresskurve einen Überblick über Intensität und zeitliches Auftreten Ihrer Symptome.***

30 MINUTEN

Wie oft sind Flugzeuge eigentlich in der Werkstatt?

Seite 45

Kann man sich einem Piloten wirklich anvertrauen?

Seite 47

Sind Turbulenzen wirklich Luftlöcher?

Seite 56

2. Was man über das Fliegen wissen sollte

„Nichts wird so fest geglaubt wie das, was wir am wenigsten wissen."

Michel de Montaigne

Unwissenheit ist das Holz für das Feuer der Angst, der Ablehnung, der Unsicherheit. Doch damit werden wir zumindest in Bezug auf Flugangst mal gründlich aufräumen! Im folgenden Kapitel erfahren Sie mehr über die Konstruktionsweise, Wartung und Pflege eines Verkehrsflugzeuges sowie über die Ausbildung eines Piloten. Zudem lesen Sie Wissenswertes zum Thema Wetter. Diese Informationen werden Ihnen helfen, Ihre situativen Flugangstreaktionen deutlich zu mindern oder im besten Falle ganz abzustellen. Bereit für eine geballte Ladung Wissen? Gut, gehen wir's an ...

2.1 Konstruktion eines Flugzeugs

Wichtigster Konstruktionspunkt eines Verkehrsflugzeugs ist die Verbindung zwischen Flügel und Rumpf, da über diese Verbindung die auftretenden Kräfte (Luft- und Massenkräfte) ins Gleichgewicht gebracht werden müssen. Die Einhaltung der Belastungsgrenzen (bei Verkehrsflugzeugen 3,8 g, also 3,8-mal das Eigengewicht des Flugzeuges!) wird in statischen Bruchtests nach der Konstruktion des Flugzeugs nachgewiesen. Mit anderen Worten: Ein Tragflügel eines Verkehrsflugzeuges kann im Flugbetrieb nicht „abreißen" – auch nicht durch Turbulenzen.
Beispiele für auftretende Standardbelastungen:

- Unbeschleunigter Horizontalflug = 1 g
- Kurvenflug mit 30° Neigung = 1,15 g, selbst bei nie vorkommenden 60° Neigung sind es nur 2 g
- Aufsetzen bei der Landung = max. ~1,5 g
- Abheben beim Start = ~ 1,3 g

Diese Zahlen variieren mit Geschwindigkeit und Gewicht. Sie als Passagier spüren diese Belastungen dadurch, dass Sie in Ihren Sitz gedrückt werden (Beschleunigung, Kurvenflug, Steigung) oder aus ihm herausgezogen werden (Geschwindigkeitsreduktion und Sinken).
Übrigens: Ihr Passagiersitz muss, bevor er zugelassen wird, Belastungen bis 9 g standhalten ...

Baugruppen eines Verkehrsflugzeuges

Ein modernes Verkehrsflugzeug kann man in 6 Baugruppen unterteilen:

- Rumpf (Fuselage)
- Tragflächen (Wings)
- Leitwerk (Empenage)
- Fahrwerk (Landing Gear)
- Triebwerke (Engines)
- Ausrüstung (Equipment)

Besonderen Belastungen ausgesetzt ist, mal abgesehen von der bereits erwähnten Flügel-Rumpf-Verbindung, der Rumpf mitsamt der Passagierkabine. Er ist Kräften ausgesetzt wie Biegung oder Verdrehung und wird im Besonderen zusätzlich belastet durch den Kabinendruck.

Damit alle Baugruppen sinnvoll zusammengefügt werden, konstruiert man nach der Fail-Safe-Methode. Sie geht davon aus, dass man Schäden während der gesamten Lebenszeit eines Flugzeuges nicht vermeiden, aber minimieren kann. Zudem gilt das Prinzip der Redundanz: Bei Versagen eines Flugzeugbauteils oder -systems übernimmt ein anderes dessen Funktion. Diese Prinzipien ermöglichen größtmögliche Sicherheit. Sollte also ein beliebiger Schaden in der langen Lebensdauer eines Verkehrsflugzeuges entstehen, wird er hierbei durch eine Ersatzkonstruktion aufgefangen oder aber auf einen kleinsten Schadensbereich begrenzt. Einen Instandhaltungs- oder Wartungsbetrieb muss jede Airline, die z. B. im europäischen Luftraum verkehrt, der zulassenden Luftfahrtbehörde nachweisen.

Warum fliegt ein Flugzeug eigentlich?

Die Flügel eines Flugzeugs sind vereinfacht gesagt auf der Oberseite mit einer Wölbung versehen und auf der Unterseite relativ gerade. Dies dient der notwendigen Druckdifferenz zwischen Ober- und Unterseite des Flügels. Der höhere Druck unter dem Flügel möchte dem niedrigeren Druck über dem Flügel gerne helfen und die vorhandene Druckdifferenz wieder ausgleichen, was sich in einer nach oben gerichteten Kraft, dem Auftrieb, bemerkbar macht.
Ein Flugzeug ist, genauso wie seine Flügel, grundsätzlich für den Reiseflug konzipiert. Da wir beim Starten und Landen jedoch langsamer fliegen als im Reiseflug, ist der resultierende Auftrieb während Start und Landung auch nicht so hoch wie im Reiseflug. Deswegen wurde die Wölbung des Flügels mechanisch vergrößert. Dies geschieht durch sogenannte Vorflügel (Slats) und Landeklappen (Flaps).
Da die Geschwindigkeit des Flugzeuges beim Start meist größer ist als bei der Landung, ist es logisch, dass man zum Start weniger Auftriebshilfen benötigt als für die Landung. Da jedoch die Geschwindigkeit nicht alleine Auswirkungen auf den Auftrieb hat, kommt eine weitere Komponente dazu: der Anstellwinkel (Angle of Attack). Er beschreibt vereinfacht den Winkel zwischen der Richtung der anströmenden Luft und dem Flügel. Je

kleiner dieser Winkel, desto schneller muss das Flugzeug sein, um Auftrieb zu erzeugen. Ein Versagen dieser Auftriebshilfen vor dem Start ist nicht weiter tragisch! Der Pilot darf den Start nicht durchführen und lässt den Defekt reparieren. Ein Kontrollsystem im Flugzeug, das sogenannte Take-off-Warning-System, unterstützt die Crew durch Überwachung aller für den Start notwendigen Vorbedingungen.
Ein Ausfall von Slats und Flaps vor der Landung wäre unschön, ist aber professionell handhabbar. Der Pilot würde lediglich eine Hochgeschwindigkeitslandung (High-Speed-Landing oder All-Flaps-Up-Landing) durchführen, was jedoch einen enormen Verschleiß von Bremsen und Reifen nach sich ziehen würde.

Für alle die es noch genauer wollen, hier die Auftriebsformel und ein kleines Rechenbeispiel:

Vorbedingung:
Der Auftrieb A ist proportional zur Flügelfläche A_F, dem Auftriebsbeiwert c_a, der Luftdichte rho (ϱ) und der Geschwindigkeit v im Quadrat! Es gilt die Auftriebsformel:

$$A = c_a \cdot \frac{\varrho}{2} \cdot A_F \cdot v^2$$

Beispielaufgabe Jumbojet:
Wie hoch muss die Startgeschwindigkeit sein, damit ein 360 Tonnen schwerer Jumbojet genügend Auftrieb zum Fliegen erzeugt?

Formel: $A = c_a \cdot \frac{q}{2} \cdot A_F \cdot v^2$

Umgestellt nach v (Geschwindigkeit) heißt das:

$$v = \sqrt{\frac{2 \cdot A}{c_a \cdot q \cdot A_F}}$$

Wir benötigen folgende Werte:

- Flügelfläche eines Jumbojets (ohne Flaps): A_F = ca. 525 m^2
- Auftriebsbeiwert c_a = ca. 1,3
- Luftdichte bei 20°C am Boden q = ca. $1{,}2 \frac{kg}{m^3}$
- Auftriebskraft A muss also mindestens dem Gewicht des Flugzeuges entsprechen. Da A eine Kraft ist und damit in der Einheit Newton angegeben wird, folgt A = 3600000N

Rechnung:

$$v = \sqrt{\frac{2 \cdot 3600000 \frac{kg \cdot m}{s^2}}{1{,}3 \cdot 1{,}2 \frac{kg}{m^3} \cdot 525\, m^2}} = \sqrt{\frac{7200000\, kg \cdot m \cdot m^3}{819\, kg \cdot m^2 \cdot s^2}}$$

$$= \sqrt{8791 \frac{m^2}{s^2}} = 94 \frac{m}{s} \quad \text{dies entspricht} \quad = 338 \frac{km}{h}$$

Die Abhebegeschwindigkeit eines Jumbojets liegt tatsächlich bei ca. 180 Knoten, umgerechnet ungefähr 333,36 km/h. Wir haben also annähernd richtig gerechnet und dabei sind die Oberflächenvergrößerung des Flügels durch Flaps und Slats noch nicht einmal in der Berechnung berücksichtigt worden!

Grundlagen der Flugzeugsteuerung

Wir unterscheiden Bewegungen um drei Achsen (Hochachse, Längsachse, Querachse), die sich alle im Schwerpunkt des Flugzeuges, dem CG (Center of Gravity), kreuzen.
Um Bewegungen über diese Achsen zu vollziehen, sind Steuerflächen erforderlich, die durch die angreifenden Luftkräfte das Flugzeug zwingen, eine bestimmte Bewegung um die entsprechende Achse auszuführen. Diese Steuerflächen heißen: Seitenruder (Rudder), Querruder (Aileron) und Höhenruder (Elevator).
Die Zuordnung der entsprechenden Steuerflächen, sowie deren Bedienung im Cockpit stellt sich wie folgt dar (s. a. Abbildung auf S. 40): Das Rudder sitzt am Leitwerk und ist vergleichbar mit dem Ruder eines Schiffes. Es leitet Bewegung um die Hochachse ein, welche die Flugzeugnase nach links oder rechts zeigen lässt. Der Pilot hat dafür 2 Pedale vor sich, in die er links oder rechts treten kann. Die Ailerons sitzen an der Hinterkante der Tragflächen. Sie funktionieren entgegengesetzt und leiten eine Bewegung um die Längsachse ein. Für diese Bewegung benutzt der Pilot die meist zentral

vor ihm befindliche Steuersäule, indem er das Steuerhorn nach links oder rechts dreht. Der Elevator sitzt am Leitwerk. Ein Ausschlag des Höhenruders nach oben oder unten bewirkt eine Bewegung um die Querachse. Der Pilot erzeugt diese Bewegung mit der kompletten Steuersäule, indem er die Steuersäule zu sich zieht und von sich wegdrückt.

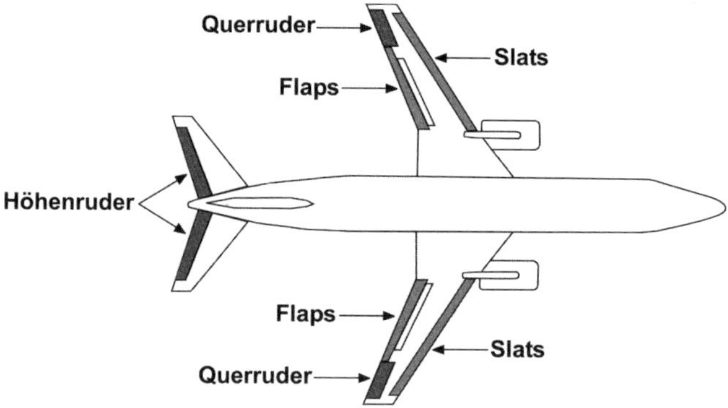

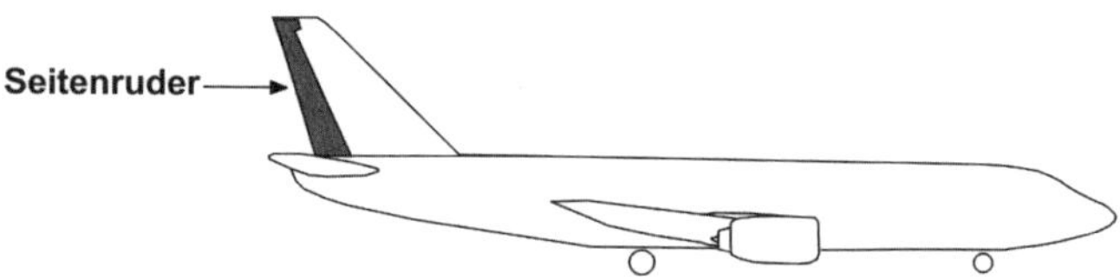

Wir haben uns jetzt ein wenig mit der Steuerung vertraut gemacht. In Folgenden werde ich Ihnen ein paar grundlegende technische Themen näherbringen, die für die typischsten Flugangstfragen von Bedeutung sind.

Der Kabinendruck

Sie alle kennen bestimmt diesen Druck auf den Ohren, der beim Steig- oder Sinkflug auch gerade bei Reisenden mit Erkältung sehr unangenehm werden kann. Aber warum ist das so?
Nun, solange sich das Flugzeug am Flughafen auf dem Boden befindet, entspricht der Druck in der Kabine dem Druck der Außenwelt. Während das Flugzeug nun auf seine Reiseflughöhe steigt, nimmt der Umgebungsdruck stetig ab. Es entsteht eine Druckdifferenz zwischen Kabine und Umgebung, der Kabinendifferenzdruck. Da wir uns während des Reisefluges jedoch in Höhen von 10.000 m und mehr befinden können, müssen wir den Druck in der Kabine dem Umgebungsdruck anpassen, da unsere Kabine sonst wie ein Luftballon, bedingt durch die Kräfte der Druckdifferenz, platzen würde. Für moderne Verkehrsflugzeuge beträgt der maximale Kabinendifferenzdruck im Reiseflug etwa 8,5 Psi oder 0,6 bar. Ein Flugzeug kann damit von 0 m auf ca. 6.700 m steigen, ohne dass der Kabinendruck geregelt werden müsste, danach wird er automatisch angepasst.

Die Flugzeugtür

Jedes Verkehrsflugzeug muss, in Abhängigkeit der von ihm beförderten Passagieranzahl, eine festgelegte Menge an Türen inklusive Notausgängen besitzen. Diese Türen sind so konzipiert, dass ein Öffnen während des Fluges nicht möglich ist. Ferner müssen Türen am Boden von innen und außen zu öffnen sein. An jeder Tür gibt es eine Bedienungsanleitung. Da die Funktion der Tür gewährleisten muss, dass sie sich innerhalb von 10 Sekunden vollständig öffnen lässt, ist der Funktionsmechanismus sehr einfach und besonders leichtgängig konzipiert. Sollte sich die Tür bei ausgefahrenem Fahrwerk in einer Höhe von 2 m über dem Boden befinden, muss diese mit einer Notrutsche versehen sein, die es möglich macht, innerhalb von weiteren 10 Sekunden den Boden zu erreichen. Zu jeder Tür muss es beleuchtete Hinweisschilder (Exit oder Emergency Exit) und Bodenmarkierungen (Floorpath Marking) geben, die auch bei Dunkelheit oder dichtestem Rauch den Passagieren den Weg zu diesen Türen oder Notausstiegen weisen. Türen sind grundsätzlich so konzipiert, dass sie, bedingt durch den in der Kabine herrschenden, in Bezug auf die Flugzeugumgebung größeren Luftdruck, von innen in den Flugzeugrahmen gedrückt werden und so die Kabine verschließen. Der Hersteller hat den Nachweis zu erbringen, dass sein Flugzeug in einem Notfall binnen 90 Sekunden komplett evakuiert werden kann. Vielleicht fragen Sie sich jetzt: Und was ist, wenn jemand im Flug die Tür aufmacht? Da kann ich Sie beruhigen: Man müsste sich mit einer Kraft von mindestens 6 t an der Tür zu schaffen machen, bevor diese aufgeht! Glauben Sie mir, vorher ist jeder Öffnungshebel und jede Halterung abgebrochen und der „Proband“ liegt keuchend und nach Wasser lechzend am Boden, während Sie ihn von Ihrem Sitz mitleidig anschauen und belächeln ...

Die Flugzeugfenster

Die Anforderungen an Kabinenscheiben sind klar und einfach: Sie sollten durchsichtig sein, dem maximalen Kabinendruck standhalten und, da sie Teil der primären Flugzeugstruktur sind, auch deren besonderen Ansprüchen genügen. Man verwendet bei modernen Verkehrsflugzeugen Scheiben aus Acrylharz, wobei jede einzelne Kabinenscheibe bereits *allen* maximalen Anforderungen genügen würde. Zur Sicherheit sind immer mindestens zwei, manchmal sogar drei Scheiben pro Fenster eingebaut.

Die Notausrüstung

An Bord eines jeden Verkehrsflugzeugs befindet sich eine umfangreiche Notausrüstung (Emergency Equipment). Vor jedem Flug ist der Passagier über folgende sicherheitsrelevanten Dinge zu unterrichten:

1. Benutzung der Anschnallgurte
2. Lage und Bedienung von Notausgängen
3. Handhabung der Sauerstoffmasken
4. Lage und Handhabung der Schwimmwesten, sofern für den Flug erforderlich
5. Lage und Handhabung sonstiger Sicherheitsutensilien, sofern für diesen Flug erforderlich

Für jede Person an Bord muss eine Schwimmweste

(Life Jacket) vorhanden sein, wenn die Start- oder Landebahn so am Wasser gelegen oder von Wasser umgeben ist, dass im Falle eines Notfalls mit einer Wasserberührung zu rechnen ist oder bei einem Flug über Wasser eine Entfernung von mehr als 90 km vorherrscht. Sie müssen von Ihrem Sitz aus gut zugänglich sein (meistens unter Ihrem Sitz). Sie bedürfen einer Erklärung durch das Kabinenpersonal. Diese Sicherheitsunterweisung wird vor dem Start vom Kabinenpersonal oder in einem Video für jeden Passagier gut sichtbar gezeigt.

Zur sonstigen Notausrüstung zählen:

1. *Sicherheitsgurte (Seat Belt)*
   Diese Beckengurte gibt es für jeden Sitz. Sie sind bei Bedarf verlängerbar und sollten zu Ihrer Sicherheit beim Sitzen immer angelegt sein.
2. *Megafon (Megaphone)*
   Bei einem Ausfall der Bordsprechanlage (PA oder Passenger Adress System) dient es zur Vermittlung von Anweisungen an die Passagiere durch die Crew im oder außerhalb des Flugzeuges.
3. *Erste-Hilfe-Kasten (Doctors Kit)*
   Jeder Notarzt wäre stolz auf diesen vollständigen Kasten.
4. *Utensilien zur Feuerbekämpfung*
   Sie dienen in erster Linie der Crew zur Bekämpfung und zum Schutz vor Feuer. Zu diesen Utensilien gehören: diverse Rauch- und Feuermelder, Feuerlö-

scher, Rauchschutzmaske oder feuerfeste Handschuhe.

5. *Signalraketen und Handfackeln*
   Durch eine leuchtend rote Farbe kann man auf seinen Standpunkt aufmerksam machen.
6. *Notsender (Emergency Locator Beacon)*
   Bei einer Entfernung über Wasser von mehr als 700 km oder beim Überfliegen unerschlossener Landgebiete (z. B. Arktis oder Wüsten) müssen Notsender an Bord mitgeführt werden.
7. *Polarausrüstung*
   Sie besteht im Wesentlichen aus Schutzanzügen gegen Kälte und aus Werkzeugen.

Ein modernes Verkehrsflugzeug hält allen im Flugbetrieb vorkommenden Belastungen stand. Flugzeugbauteile und -systeme unterliegen dem Prinzip der Redundanz: Bei Versagen eines solchen Flugzeugbauteils oder -systems übernimmt ein anderes seine Funktion. Eine umfangreiche Notausrüstung bietet den Insassen im Notfall maximalen Schutz.

2.2 Wartung und Instandhaltung

Jedes Flugzeug unterliegt, genauso wie Ihr Auto dem TÜV, bestimmten Kontrollintervallen. Während Ihr Auto allerdings nur alle zwei Jahre zur TÜV- und Abgasuntersuchung muss, reichen die Kontrollintervalle bei einem Verkehrsflugzeug von täglichen Checks über Wochen- und Jahreskontrollen bis zur kompletten Überholung des Flugzeuges. Alle festgesetzten Intervalle stehen im MPD = Maintenance Planning Data Document der Hersteller. Zusätzlich zu den Intervallen existieren unzählige Zwischenkontrollen, die sich auf bestimmte Systeme oder einzelne Komponenten des Flugzeuges beziehen und von den Standardwartungsintervallen abweichen können.

Der Fluggerätmechaniker

Bedingt durch Umfang, Dauer und Komplexität der zu erledigenden Arbeiten während eines Wartungsintervalls, braucht man gut geschulte Flugzeugmechaniker mit hoher Qualifikation und viel Verantwortungsbewusstsein. Kein Wunder, denn ein Fluggerätmechaniker übernimmt durch seine Unterschrift die technische Verantwortung für das Flugzeug! Hierfür ist neben einer intensiven Ausbildung jahrelange Erfahrung erforderlich! Mehr noch: Fluggerätemechaniker unterliegen ständigen Fortbildungsmaßnahmen, dem sogenannten *Continuation Training*, wo arbeitsrelevantes Wissen ständig auf dem neuesten Stand gehalten wird oder eine Sensibilisierung sicherheitsrelevanter Aspekte erfolgt, damit die Routine nicht zur Selbstverständlichkeit wird!

Für die größten Checks, die sogenannten D-Checks, sowie besondere Ereignisse wie z. B. Triebwerkswechsel oder Eingriffe in die Flugzeugsteuerung kommen sogenannte (Zweit-)Prüfer zum Einsatz. Das sind speziell ausgebildete Fluggerätmechaniker oder Ingenieure mit hoher Qualifikation und Erfahrung. Sie prüfen durch ihre „Doppelkontrolle“, ob die durchgeführten Arbeiten vorschriftsmäßig durchgeführt wurden.

30

Verkehrsflugzeuge unterliegen unzähligen und fortlaufenden Kontrollmaßnahmen, welche von sehr gut ausgebildeten Fachkräften vorgenommen werden. Sicherheit und Verantwortung stehen über jeder Entscheidung. Spezialisierungen und fortlaufendes Training sensibilisieren die Fachkräfte in ihrer täglichen Arbeit.

2.3 Piloten und ihre Ausbildung

Wenn Sie mit einem Verkehrsflugzeug fliegen wollen, begeben Sie sich vertrauensvoll in die Obhut der Piloten. Doch keine Angst! Sie haben es mit einer hochmodern sowie komplex geschulten Cockpitbesatzung zu tun: dem Copiloten bzw. Ersten Offizier (First Officer oder FO) und dem Flugkapitän (Captain oder Cpt). Hinzu kommen die Besatzungsmitglieder der Kabine, bestehend aus mehreren Flugbegleitern (Cabin Attendants oder CA) und einem Chef der Kabine, dem sogenannten Purser. Die Kabinencrew ist an Bord in erster Linie für Ihre Sicherheit zuständig und trainiert wor-

den. Der für Ihr Wohlbefinden sorgende Bordservice folgt daher erst an zweiter Stelle!
Während Sie die Flugbegleiter relativ gut bei ihrer Arbeit an Bord beobachten können, fällt das bei der Cockpitcrew schon schwerer, da der Gesetzgeber seit dem 11. September 2001 verlangt, die Cockpittüren im Flug verschlossen zu halten.
Bei vielen unter Flugangst leidenden Menschen entstehen daher Fragen, die sich in erster Linie auf die Arbeit der Piloten, deren Ausbildung oder Fähigkeiten beziehen, da sie ihr Verhalten an Bord, ihren Umgang mit flugrelevanten Situationen oder schlicht ihre Erfahrungen nicht einschätzen und beobachten können. Sie fühlen sich einem Fremden ausgeliefert, was Flugangst schüren kann.
Um Ihnen diese auf Misstrauen basierende Angst zu nehmen, möchte ich Ihr Vertrauen gewinnen, indem ich Ihnen interessante Einblicke in das Berufsleben von Piloten gebe.

Voraussetzungen für die Ausbildung

Um Verkehrsflugzeugführer zu werden, müssen Sie eine Menge Eigenschaften in sich vereinen, die Sie in einem komplizierten und kräftezehrenden Auswahlverfahren unter Beweis stellen müssen (das Gleiche gilt übrigens auch für Fluglotsen). Abgesehen von soliden Vorkenntnissen aus dem Bereich der Mathematik, Physik und der englischen Sprache müssen Sie imstande sein, verschiedenste Dinge gleichzeitig zu tun, d. h. so-

genannten Mehrfachbelastungen standzuhalten. Das Deutsche Zentrum für Luft- und Raumfahrt (DLR) hat zu diesem Zweck ein Testverfahren für Piloten und Fluglotsen entwickelt, den DLR-Test. Abhängig von den Ergebnissen der Teilnehmer vergeben einige Airlines, unter anderem die Deutsche Lufthansa, Condor oder TUIfly, sowie auch die Deutsche Flugsicherung (DFS) ihre Ausbildungs- oder Cockpitplätze danach.
Zudem muss ein Kandidat den Nachweis seiner medizinischen Tauglichkeit erbringen, später auch als Pilot bei seinem jährlichen medizinischen Check-up. Bei einem Nichtbestehen der medizinischen Tauglichkeit wird die Fluglizenz sofort entzogen.

Die tägliche Arbeit von Piloten

Ein modernes Verkehrsflugzeug wird heutzutage von zwei Piloten geflogen. Der Flugkapitän (der übrigens immer links im Cockpit sitzt) hat die Gesamtverantwortung, sowohl für das Flugzeug als auch für die Crew und natürlich für Sie als Passagier. Im Cockpit herrscht eine klar definierte Aufgabenteilung. Einer fliegt (PF = Pilot Flying) und der andere entlastet seinen Kollegen (PNF = Pilot Non Flying), z. B. durch Übernahme des Sprechfunkverkehrs oder das Vorlesen der Checklisten. Weiterhin beobachtet der PNF alle Aktionen des PF sowie die gesamten Instrumente. Diese Aufgabenverteilung wird vor jedem Flug unmissverständlich festgelegt und in der Regel wird sich bei jedem Flug abgewechselt. Dies soll dazu dienen, einschläfernde Routine oder gar Fehler zu vermeiden und immer in Übung zu bleiben.

Von Preflight Inspections und Checklisten

Vor jedem Flug hat sich der Pilot davon zu überzeugen, dass das ihm überlassene Flugzeug die Voraussetzung für den anstehenden Flug erfüllt. Das haben Sie bestimmt schon während Ihrer Wartezeit vor dem Einsteigen beobachten können, oder? Diese Preflight Inspection umfasst:

- Walk Around (Rundgang ums Flugzeug); hier wird u. a. gecheckt, dass Reifen und Bremsen in Ordnung sind, keine Öle oder sonstige Flüssigkeiten auslaufen, keine Dellen und Beschädigungen am Flugzeug zu sehen sind, keine Öffnungen verstopft sind und keine beweglichen Teile offensichtlich blockiert sind.
- Emergency Equipment Check (Prüfung auf Vollständigkeit der Notausrüstung); selbst jede Taschenlampe wird einmal angemacht, um den Status der Batterien zu prüfen.
- Prüfung des technischen Logbuches auf offene Beanstandungen.
- Prüfung, ob die berechnete Betankungsmenge mit der tatsächlich getankten Menge an Kraftstoff übereinstimmt.
- Prüfen, dass Oberflächen wie Flügel oder Höhenleitwerk frei von Eis und Schnee sind.

Natürlich ist die Preflight Inspection nicht die einzige Checkliste, die es zu befolgen gilt. In einem Quick Reference Handbook, was sich zum Beispiel an Bord einer Boeing 737 befindet, sind alle denkbaren flugzeugspezifischen Informationen und Checklisten geordnet zusammengefasst, um den Piloten eine kontrollierte, vereinheitlichte und schnelle Abarbeitung ihrer Aufgaben zu gewährleisten.

Das Quick Reference Handbook untergliedert sich in drei Abschnitte: Operationelle Informationen, Performance (Flugleistungsdaten) und Abnormal Lists.

Folgende beispielhafte Informationen finden sich in den 3 Kapiteln wieder:

1. Operationelle Informationen: Voraussetzungen für Starts bei schlechter Sicht, Minimum-Sichtgrenzen für die Landung, Bedingungen für das Fliegen bei Schnee und Eis, Limits für Seitenwinde und Belag von Wasser, Schnee und Matsch auf der Start- bzw. Landebahn.
2. Performance (Flugleistung): Hier finden sich alle Daten, die sich auf die Flugleistung des Flugzeugs auswirken, wie z. B. Gewichte und deren Verteilung.
3. Abnormal Lists: Es gibt diverse Checklisten für Probleme bei
   - Luftzufuhr/Luftsystem (von unnormalem Kabinendruck und seinem Verlust bis zum Notsinkflug)
   - Elektrik (von Störungen einzelner Bauteile bis zum Verlust der kompletten Stromversorgung durch die Triebwerksgeneratoren)

- Triebwerken (von Überhitzung, Ölverlust und Vibrationen bis zum Triebwerksfeuer und Neustart im Fluge)
- Steuerung (von asymmetrischer Steuerung bis zum Versagen ganzer Steuerungselemente)
- Kraftstoffproblemen (von kaputter Tankanzeige bis zu verstopften Filtern)
- Hydraulikproblemen (von zu niedrigem Druck bis zum Ausfall kompletter Systeme)
- Schnee & Eis (von beschlagenen Cockpitscheiben bis zum Ausfall des Anti-Eis-Systems)
- Fahrwerk (von Feuer im Fahrwerksschacht bis zum Nicht-mehr-ausfahren-Können des Fahrwerks)
- Cargo (von Rauch bis Feuer in den Cargoräumen)
- Verschiedenes (von Vogelschlag, Vulkanasche und Rauchentwicklungen bis zur Bombendrohung und Notlandung)

Jetzt haben Sie bestimmt Bauchschmerzen und einen Kloß im Hals, stimmt's? Aber ich versichere Ihnen: Alles, was ich eben beispielhaft aufgelistet habe, wird im Simulator durch jeden Pilot mindestens zweimal im Jahr geübt. Jeder Pilot muss nachweisen, dass er unter all diesen Umständen in der Lage ist, das Flugzeug zu beherrschen. Erst die Kombination verschiedenster abnormaler Situationen bringt den Piloten an seine Leistungsgrenze. So kombiniert man Triebwerksausfälle mit Elektrikverlust und schlech-

testem Wetter oder Feuer im Cargoraum mit totalem Kabinendruckverlust und einem Notsinkflugmanöver. Wer die Verfahren nicht beherrscht, verliert seine Lizenz und darf erst nach vielen Übungsstunden und erneuter Prüfung wieder ein Flugzeug mit Passagieren fliegen. Auch im täglichen Flugeinsatz wird ein Pilot einmal im Jahr von einem flugerfahrenen und amtlichen Sachverständigen geprüft. Hier stehen die alltäglichen Flugmanöver sowie die Einhaltung von Limits im Vordergrund.
Alles in allem gibt es wohl kaum einen Beruf, in dem Wissen und Erfahrung so oft kontrolliert und abgerufen werden wie bei Piloten. Fragen Sie mal Ihren Arzt, wann er das letzte Mal durch eine Prüfung musste, oder denken Sie an die unzähligen Autofahrer, über deren Fehlverhalten und Unvorsicht Sie sich jedes Mal aufs Neue ärgern und sich fragen: Dass der oder die überhaupt noch fahren darf ...

Im Beruf des Piloten spielen Sicherheit, Verantwortung und Respekt eine wichtige Rolle. Immer wiederkehrendes Training im Simulator garantiert ein schnelles und kompetentes Handeln in jeder Situation. Das Prinzip „Vertrauen ist gut, aber Kontrolle ist besser" bestimmt die tägliche Arbeit im Cockpit. 30

2.4 Das Wetter

Temperatur, Luftdruck und Luftfeuchtigkeit sind die maßgeblich prägenden Einflussgrößen des Wetters, und damit beeinflussen sie auch die Fliegerei. So bestimmen sie beispielsweise Parameter wie Triebwerksleistungen oder Flughöhen. Da das Thema Meteorologie jedoch recht umfassend ist, werden wir uns hier nur ausgewählten Begriffen zuwenden können, deren Erklärung einige der oft gestellten Fragen zum Thema Flugangst beantworten kann.

Luftdruck und Flughöhe

Die Flughöhe wird vom Luftdruck bestimmt, und der ist an unterschiedlichen Orten auch unterschiedlich groß. Wie stellt man sicher, dass der Pilot auch immer den richtigen Luftdruck für seine Höhenberechnung zugrunde legt und Flugzeuge, die aus verschiedenen Druckgebieten kommen und in verschiedenen Höhen fliegen, nicht zusammenstoßen?
Man unterteilt die potenzielle Gesamtflughöhe in einen oberen und einen unteren Abschnitt. Im oberen Abschnitt (in großer Höhe) nimmt man einen weltweit gleichen Standardluftdruck an. Im unteren Abschnitt (etwa das Einzugsgebiet eines Flughafens) stellt man sicher, dass in Flughafennähe immer der aktuelle Luftdruck zur exakten Höhenberechnung für Starts und Landungen benutzt wird.

Getrennt werden die beiden Abschnitte durch die sogenannte Übergangshöhe, bei deren Durchfliegen man den im Abschnitt gültigen Luftdruck als Basis nimmt. In Deutschland beträgt sie üblicher Weise 5000 ft (1 Fuß = 0,305 m).

Wolken

Sieht es nicht jedes Mal toll aus, wenn man im Steigflug die Wolkendecke durchbricht und die Sonne einem trotz trüben Wetters am Boden ins Gesicht lacht? Doch hier interessiert uns, was die verschiedenen Wolkenarten für die Flugsicherheit bedeuten.

Grundsätzlich kann man zu den verschiedenen Wolkengattungen Folgendes festhalten:

- *Cumulunimbus:* Starke Turbulenzen, Vereisung. Es ist mit Gewittern zu rechnen.
- *Stratocumulus:* Gut zu erkennen an ihrer Walzenform mit gut sichtbaren Helligkeitsunterschieden. Die Untergrenze weist eine labile Luftschichtung auf und es ist mit mehr oder minder starken Turbulenzen zu rechnen.
- *Stratus:* Grau aussehende Schichtwolke mit einheitlicher Untergrenze. Bringt lang anhaltende und breit gefächerte Niederschläge bei recht ruhiger Luft.
- *Cirrus:* Hohe und weiß aussehende Wolken aus Eiskristallen. Meist im Vorfeld von Warmfronten zu sehen.
- *Cumulus:* Haufen-, Quell- oder Schönwetterwolke. Sie entstehen bei labiler Schichtung der Luft durch verti-

kale Luftbewegungen. Je nach Größe und Bewölkungsgrad ist mit mehr und minder starken Turbulenzen zu rechnen. Sie lösen sich meist zum Abend hin auf.

Das Wetterradar eines modernen Verkehrsflugzeuges kann nur den Feuchtigkeitsgrad eines erfassten Gebietes bestimmen, woraus sich das Gefährdungspotenzial für die Flugroute ableiten lässt. Für die Wetterradaranzeige gilt:

1. Keine Anzeige = keine Feuchtigkeit = kein Gefährdungspotenzial
2. Leicht hell schattiert in Grün = wenig Feuchtigkeit = Regenschauer, leichte Turbulenzen
3. Hell schattiert in Gelb = mittlere Feuchtigkeit = starke Regenschauer bei mittlerer Turbulenz
4. ROT = starke Feuchtigkeit = Blitzschlag und extreme Regenschauer bei starker Turbulenz

Bei angezeigter Stufe 4 wird das Gebiet in jedem Fall aus Sicherheitsgründen und zum Wohle des Passagierkomforts umflogen!

Turbulenzen

Turbulenzen sind unangenehm und Menschen mit Flugangst fürchten sie regelrecht. Doch zu Unrecht! Denn dem Flugzeug an sich können sie so gut wie nichts anhaben. Beim Durchfliegen turbulenter Luftmassen wird immer das Anschnallzeichen (Fasten Seat Belt) eingeschaltet. Wenn Sie fest angeschnallt sind, kann

Ihnen nichts passieren! Der Pilot wird je nach Intensität der Turbulenzen versuchen, diese zu umfliegen oder die einwirkenden Kräfte auf das Flugzeug gering zu halten, indem er die Geschwindigkeit des Flugzeuges auf die Turbulence Penetration Speed verringert.
Ein weitverbreitetes Gerücht besagt, dass es sich bei Turbulenzen um Luftlöcher handelt. Das ist totaler Unsinn! Wie der Name es schon sagt, sind Turbulenzen nichts anderes als turbulente Luftströmungen, also Verwirbelungen, im Gegensatz zu laminaren und damit ruhigen Strömungen. Diese Strömungen sind meist Auf- oder Abwinde und kreuzen die Route des Flugzeuges. Je nach Stärke dieser Strömungen wird das Flugzeug entsprechend der einwirkenden Kräfte mehr oder weniger bewegt. Doch automatische Ausgleichsbewegungen des Autopiloten verhindern, dass das Flugzeug vom Kurs abkommt. Turbulenzen haben verschiedene Auslöser. Angefangen von meteorologischen Ereignissen wie zum Beispiel dem Zusammentreffen verschiedener Luftmassen bis hin zu geografischen Gegebenheiten wie zum Beispiel Berge (Hangströmungen) oder Wasser (vertikal aufsteigender Wasserdampf).

Das Handeln von Piloten orientiert sich an Werten wie Sicherheit, Verantwortung und Professionalität. Das Wetter bestimmt maßgeblich die Fliegerei, wobei Turbulenzen hauptsächlich den Komfort der Passagiere und nicht die Sicherheit des Flugzeuges beeinflussen. 30

30 MINUTEN

Haben Sie Lust, sich zu entspannen?

Seite 59

Was bedeutet Konfrontation als Bewältigungsstrategie?

Seite 64

Was wird in Flugangstseminaren vermittelt?

Seite 67

3. Wege aus der Flugangst

„Halte dir jeden Tag 30 Minuten für deine Sorgen frei, und in dieser Zeit mache ein Nickerchen."

Abraham Lincoln

In diesem Kapitel werden wir uns mit einigen Hilfs- bzw. Behandlungsmöglichkeiten auseinandersetzen, die Ihre Flugangst präventiv, aber auch im akuten Fall zu lindern vermögen. Die Palette der Möglichkeiten reicht von Entspannungstechniken über Desensibilisierung bis hin zum Besuch eines Flugangstseminars oder einer Verhaltenstherapie. Des Weiteren erarbeiten Sie im zweiten Abschnitt Ihren individuellen Selbsthilfeplan.

3.1 Entspannungstechniken

So verschieden wir Menschen sind, so verschieden sind auch unsere individuellen Bedürfnisse. Wenn für den einen der morgendliche Kaffee notwendig ist, genügt für den anderen eine Tasse Tee. Ähnlich verhält es sich auch mit Behandlungsmöglichkeiten bei Flugangst: Nicht alles ist für jeden gut geeignet! Ich werde Ihnen

daher eine Auswahl typischer Behandlungsmethoden vorstellen, um Ihnen Anregungen zu geben.
Es bedarf ständiger Übung, um von der aufkommenden Angst nicht überrannt zu werden und die Entspannungstechnik für sich angstlindernd zu nutzen! Ich werde Ihnen im Folgenden drei wirkungsvolle Entspannungstechniken vorstellen: die richtige Atmung, das autogene Training und die progressive Muskelrelaxation (PMR). Sicherlich stehen diese drei nur Pate für weitere Techniken, die je nach Neigung und Vorliebe eine gute Alternative bieten würden.

Atemtechniken

Eine gute Möglichkeit, Angst und damit Stress zu bekämpfen, ist die richtige Atemtechnik. Bei Angst reagiert Ihr Körper u. a. mit einer erhöhten Herz- und damit Pulsfrequenz. Wir atmen einmal tief ein, sind angespannt und (evolutionsbedingt) bereit für Angriff oder Flucht. Dies ist ein uns angeborener Reflex, der auch im Alltag eintritt. Wenn wir den ganzen Tag über mit einer solchen Anspannung leben, atmen wir insgesamt ein klein bisschen mehr ein als wir ausatmen. Da der Körper diesen überflüssigen Sauerstoff im Blut „wegpuffern" muss, reagiert er unter anderem mit Gefäßverengung, was wir als lästige Spannungskopfschmerzen zu spüren bekommen. Sollte dieser Zustand anhalten, können sich mit der Zeit z. B. Schlafstörungen oder innere Unruhe einstellen. Wir bekommen zusätzlich Muskelverspannungen und entwickeln so eine

Spirale, die unsere Anspannung fast schon chronisch werden lässt. Wenn wir lernen, kontrolliert zu atmen, und uns die Zeit nehmen, tief und bewusst auszuatmen, helfen wir unserem Körper, wieder ins Gleichgewicht zu kommen und Anspannungen zu lösen und können sogar erneuten Stressreaktionen vorbeugen.

Übung: Bewusste Atmung

Wir atmen in der Regel ca. 15-16 Mal in der Minute ein und aus. In dieser Übung reduzieren Sie diese Frequenz auf 4 Mal pro Minute für eine Zeit von 5 Minuten:

1. Setzen Sie sich entspannt und ruhig hin. Sorgen Sie für eine ruhige Umgebung und legen Sie eine Uhr in Sichtweite.
2. Atmen Sie nun lange und vor allem tief ein und mindestens genauso lange wieder aus.
3. Nehmen Sie sich für einen Atemzyklus 15 Sekunden Zeit.
4. Wiederholen Sie dies 4 Mal/Minute, und das 5 Minuten lang.

Reaktion: Durch atmungsbedingte körpereigene Prozesse steigt der Kalziumspiegel im Blut an. Verengte Gefäße weiten sich, die Herzschlagfrequenz geht zurück; Sie fangen an, sich bewusst zu entspannen.

Erweiterung: Wenn Sie diese Übung im Liegen durchführen, können Sie sich besonders gut auf die Bauchatmung konzentrieren. Sie lässt Sie das Atmen intensiver erleben. Legen Sie dabei Ihre Hände auf den Bauch und versuchen zu spüren, wie die Luft ein- und ausströmt, wie sie Ihre Lungen erfüllt und die Atmung Sie entspannt.

Autogenes Training

Eine ebenfalls wirkungsvolle Entspannungstechnik ist das autogene Training. Das Wort „autogen" leitet sich aus dem Griechischen ab und steht für „aus sich selbst geboren". Dabei geht man davon aus, dass Menschen in der Lage sind, ausschließlich mittels ihrer persönlichen Vorstellungskraft einen Zustand tiefer Entspannung zu generieren.

Autogenes Training wird in verschiedensten Bereichen angewandt, beispielsweise bei Schlafstörungen, Alltagsstress oder Konzentrationsstörungen, aber auch bei Rauch- oder Alkoholentwöhnung. Diese Entspannungstechnik wird vorwiegend in Gruppen und unter fachkundiger Anleitung abgehalten. Heutzutage gibt es auch autodidaktische Möglichkeiten mittels CDs oder Büchern, von denen ich allerdings abraten möchte, da dem Ungeübten Fehler unterlaufen können.

Man unterteilt das autogene Training in zwei Stufen: die Unterstufe und die Oberstufe. Während die Unterstufe der bloßen Entspannung dient, kann der fortgeschrittene Nutzer in der Oberstufe zur Selbsterkenntnis und aktiven Beeinflussung seiner Persönlichkeit gelangen. Die positive Wirkung von autogenem Training konnte in zahlreichen Studien belegt werden.

Ich werde Ihnen jetzt die wohl bekannteste Entspannungstechnik vorstellen, die Progressive Muskelrelaxation (PMR).

Progressive Muskelrelaxation (PMR)

Diese Entspannungsmethode stammt von Edmund Jacobson, einem US-amerikanischen Arzt und Physiologen. Dabei lernen Sie durch gezieltes An- und Entspannen einzelner Muskeln oder Muskelgruppen, sich kontrolliert zu entspannen. Wenn Sie dies gewissenhaft und regelmäßig durchführen, verstärkt sich das Entspannungsresultat zusehends, bis der Effekt von einzelnen Muskelgruppen auf den ganzen Körper übergreift.

Ich lade Sie nun ein, in der folgenden einfachen Übung die PMR einmal für sich auszuprobieren.

Übung: PMR

Vorbereitung:

- Nehmen Sie sich ca. 30 Minuten Zeit.
- Suchen Sie einen ruhigen, geräuscharmen und wohltemperierten Ort auf (evtl. beruhigende Hintergrundmusik laufen lassen).
- Legen Sie sich bequem hin, atmen Sie ruhig und tief (Bauch hebt und senkt sich).

Durchführung (gerne mit vorlesendem Helfer):
Spannen Sie in folgender Reihenfolge nur die jeweils gewollten Muskelgruppen stetig steigend 5-8 Sekunden lang an (ohne die Schmerzgrenze zu erreichen) und lassen Sie anschließend für ca. 30-45 Sekunden alles locker! Beobachten Sie sich selbst und fühlen Sie, wie sich die Entspannung auf Sie auswirkt.

1. Dominante Hand, danach Arm
2. Andere Hand, danach Arm
3. Stirn, danach Nasen- und Augenpartie
4. Mund- und Kieferbereich (Zähnebeißen)
5. Nacken, Hals und Schultern
6. Brust, danach Rücken
7. Bauchmuskulatur
8. Dominantes Bein, danach Fuß
9. Anderes Bein, danach Fuß

Tipp: Achten Sie darauf, dass Sie keine einengende Kleidung tragen.

30 *Wählen Sie die für Sie am besten geeignete Entspannungstechnik.*

3.2 Konfrontationsmethode (In-vivo-Exposition)

Die Konfrontationsmethode soll bewirken, dass der Betroffene eine Situation bewältigt, der er auch in Zukunft ausgesetzt sein kann bzw. muss.

Diese Methode beruht darauf, dass der Phobiker real mit der angstauslösenden Situation konfrontiert wird und er sie dadurch allmählich überwindet. Es ist wichtig, dass zwischen dem anleitenden Therapeuten und dem Phobiker ein gut ausgeprägtes Maß an Vertrauen herrscht. Zudem sollte es eine schrittweise Annäherung an die entsprechende Situation geben – in unse-

rem Fall ist es die Situation des Fliegens. Jeder Schritt bzw. jede Übung wird vor der realen Konfrontation genauestens erklärt und vorgestellt. Sie beginnt erst, wenn der Phobiker sein Einverständnis dazu gibt.
Für langfristige Erfolge ist es notwendig, dass der Betroffene über die eigentliche Kerntherapie hinaus alleine weiterübt und sich bei Bedarf erneut mit dem Therapeuten in Verbindung setzt.

3.3 Virtual-Reality-Exposition

Diese Methode ist der bereits vorgestellten Konfrontationsmethode sehr ähnlich. Der Unterschied besteht lediglich darin, dass der unter Flugangst Leidende nicht real der Situation ausgesetzt wird – also nicht wirklich in einem Flugzeug sitzt und fliegt, sondern mittels eines Flugsimulators einen kompletten Flug simuliert. Diese Methode ist aber im Vergleich zur In-vivo-Exposition deutlich teurer und aufgrund der Verfügbarkeit solcher Simulatoren schwieriger.

3.4 Systematische Desensibilisierung

In klinischen Studien hat sich gezeigt, dass PMR als alleinige therapeutische Maßnahme zur Behandlung phobischer Ängste nicht immer ausreicht, jedoch in

Kombination mit anderen Methoden extrem wirksam ist.

Eine dieser Methoden, die Systematische Desensibilisierung, wurde von Joseph Wolpe, einem südafrikanisch-US-amerikanischen Psychiater und Psychotherapeuten entwickelt, der als Protagonist der Verhaltenstherapie galt.

Bei dieser Therapieform lernt der Patient zuerst mithilfe eines Entspannungsverfahrens, z.B. PMR, sich körperlich auszuruhen, danach werden ihm angstauslösende Vorstellungsbilder mit steigender Angstpotenz vorgegeben. Sobald Angstgefühle beim Patienten auftreten, wird die Vorstellung abgebrochen und wieder zur Entspannung übergeleitet.

Dies wird so lange wiederholt, bis der Patient die vorgestellte Situation mit den für ihn typischen Begleitsymptomen als „annehmbar“, im besten Fall als unbedrohlich ansieht. Die Systematische Desensibilisierung ist umso erfolgreicher, je intensiver die imaginäre Situation ist.

30 *Die Konfrontationsmethode beruht darauf, dass der Phobiker real mit der angstauslösenden Situation konfrontiert wird und er sie dadurch allmählich überwindet. Bei der Virtual-Reality-Exposition wird mittels eines Flugsimulators ein Flug simuliert. Die Systematische Desensibilisierung ist eine Kombination aus PMR und der Projektion von angstauslösenden Vorstellungsbildern.*

3.5 Flugangstseminare und Selbsthilfe

Viele Fluglinien bieten solche Flugangstseminare an. Psychologisch und flugtechnisch geschultes Personal bringt Ihnen bei, mit Ihrer Angst umzugehen bzw. sie zu überwinden. Dabei werden in der Regel verschiedene Methoden kombiniert. Sie beginnen mit einer soliden Informationsvermittlung hinsichtlich allgemeiner Grundlagen über das Fliegen. Im nächsten Schritt lernt der Seminarteilnehmer meist eine oder mehrere Entspannungsmethoden und macht sich dann, nach dem Prinzip der Konfrontationsmethode, mit einem modernen Verkehrsflugzeug und womöglich einem bevorstehenden Flug im Rahmen des Seminars vertraut.

Leider sind die meisten Flugangstseminare in der Regel recht teuer, sodass ein Durchschittsverdiener meist tief in die Tasche greifen muss, um sich ein solches Seminar leisten zu können.

Selbsthilfe

Obgleich dies mit Sicherheit der kostengünstigste Weg aus der Angst ist, verlangt es vom Ausführenden nicht nur gute autodidaktische Fähigkeiten, sondern auch viel Selbstdisziplin und Ausdauer! Ein Helfer kann von Vorteil sein, denn obgleich es Selbsthilfe heißt, kann eine Person Ihres Vertrauens sehr hilfreich sein, um Sie auf Ihrem Weg aus der Angst zu motivieren, zu unterstützen sowie „auf Kurs“ zu halten. In Kapitel 4 bekommen Sie weitere Hinweise zur Selbsthilfe.

30 *Der Aviophobie kann in einem Flugangstseminar entgegengewirkt werden. Weniger kostspielig ist die Selbsthilfe, bei der Ihnen die Hinweise in diesem Buch helfen können.*

3.6 Umgang mit Medikamenten und Alkohol

„Es ist so weit, der Flug steht unmittelbar bevor. Jetzt noch kurz eine Beruhigungspille und 3 Wodka-Orange und mir wird wonniglich warm und irgendwie alles egal! Das sollte den Flug erträglicher machen ...“
So könnte mancher unter Flugangst Leidende denken, doch vor diesem Beispiel muss ich nicht nur abraten, sondern Sie sogar warnen! Alkohol und Medikamente wirken in der Luft an Bord eines Verkehrsflugzeuges anders als am Boden. Der Grund liegt darin, dass die Luft an Bord wesentlich trockener ist als am Boden. Durch vermehrtes Trinken und Schweißabsonderungen (z. B. flugangstbedingt) verlässt der Wirkstoff den Körper schneller. Gepaart mit dem an Bord niedrigeren Luftdruck, macht dies die Wirksamkeit eines Medikamentes fast unkontrollierbar. Hinzu kommt noch Ihre allgemeine physische Verfassung, ob und was Sie gegessen haben oder ob Sie zum Beispiel zusätzlich Alko-

hol getrunken haben. Es kann in Einzelfällen sogar zu gegensätzlicher und damit angstverstärkender Wirkung kommen. Ergo: Vorsicht, hier setzen Sie Ihre Gesundheit aufs Spiel!

Hausärzte verschreiben heutzutage sehr leicht Antidepressiva (sog. Trizyklische Antidepressiva wie Clomipramin oder Aponal etc.) sowie Beruhigungsmittel, so genannte Benzodiazepine, welche angstlösend wirken (Valium, Tavor, Alprazolam etc.). Leider haben sie einen großen Nachteil: Sie machen in hohem Maße abhängig, wirken oft erst nach mehrwöchiger Einnahme und die Gefahr der Rückkehr phobischer Symptome ist stark ausgeprägt! Sie sollten deshalb sehr sorgfältig und nur bei stark ausgeprägtem Angstgefühl auf eine medikamentöse Behandlung durch einen Arzt zurückgreifen. Gegen ausgewählte homöopathische oder natürliche Mittel wie Baldrian, Bachblüten oder Johanneskraut ist jedoch nichts einzuwenden.

Wählen Sie den Ihnen am besten entsprechenden Weg aus der Flugangst, oft ist eine Kombination der hier vorgestellten Methoden sinnvoll. Alkohol ist kein probates Mittel, um Flugangst zu bewältigen, ebenso sollten Sie bei Medikamenten vorsichtig sein. 30

30 MINUTEN

4. Der Flug kann kommen

„Nicht weil die Dinge unerreichbar sind, wagen wir sie nicht. Weil wir sie nicht wagen, bleiben sie unerreichbar."
Seneca

Beim Thema Flugangst spielt die richtige Vorbereitung auf einen Flug eine wichtige Rolle. Dadurch vermeiden Sie nämlich Stress, bleiben entspannt und können so Ihre Angstreaktionen unter Kontrolle halten. In diesem Kapitel werde ich Ihnen ein paar nützliche und hilfreiche Tipps geben, damit Sie Ihre nächste Flugreise so entspannt wie möglich antreten können.

4.1 Die Reisevorbereitung

Um entspannt zu reisen, ist eine frühzeitige Reisevorbereitung unabdingbar. Je früher Sie alles planen und bedenken, desto weniger Stress haben Sie am eigentlichen Reisetag.

Die Vorfreude auf die Reise ist doch mit das Schönste daran, oder? Diese innerliche Urlaubsstimmung, die Aussicht auf Sonne und Erholung und nicht zuletzt das Ausbrechen aus dem Alltag ... herrlich, nicht wahr? Genau diese positiven Gefühle müssen Sie sich bewahren, gewissermaßen konservieren! Sie können maßgeblich dazu beitragen, dass Sie während der Vorbereitung und am Reisetag entspannt und damit angstfrei bleiben.

Tipps zur Vermeidung von Reisevorbereitungsstress

Die folgenden Tipps sollen Ihnen helfen, die Reise strukturiert anzugehen.

- Fangen Sie rechtzeitig an (8-12 Wochen vorher).
- Besorgen Sie sich Informationen über Ihr Reiseziel (Land & Leute, Sprache, Währung & Preise, Unterkünfte, Geografie & Lage, Transportmittel, Essen, Kultur, Wetter, Zeitverschiebung, Impfungen, Visa, empfohlene Reiseapotheke, Notrufnummern-system, Botschaftsadressen).
- Passen Sie sich bei eventueller Zeitverschiebung der neuen Zeit frühzeitig an, indem Sie z. B. Mahlzeiten entsprechend früher oder später einnehmen und Ihre Zu-Bett-geh-Zeit anpassen. Der Organismus benötigt rund einen Tag Anpassung für eine Stunde Zeitverschiebung!
- Es ist immer hilfreich, einige Worte der Landessprache zu beherrschen.

- Planen Sie Ihren Flug mit einer Fluggesellschaft und einem Flugzeugtyp Ihres Vertrauens!
- Eine Packliste hilft Ihnen, nichts zu vergessen.
- Trinken Sie einen Tag vor der Reise keinen Alkohol.
- Sie haben die Möglichkeit, für den Flug bestimmtes Essen vorzubestellen (z. B. koscher, Diätkost, cholesterinarm, vegetarisch usw.). Nutzen Sie das!
- Wählen Sie für den Flug eine Bekleidung, in der Sie sich wohlfühlen. Bedenken Sie jedoch, dass es an Bord eines Flugzeuges kühler werden kann.
- Regeln Sie Details Ihrer Abwesenheit (Post, Telefon, Haustiere, Haus- und Gartenbetreuung, Erreichbarkeit).

Die Reise selbst

Um die eigentliche Reise entspannt zu beginnen, hat sich neben der langfristigen Reisevorbereitung Folgendes bewährt:

- Legen Sie bereits am Vorabend die für Ihre Reise wichtigsten Unterlagen geordnet auf den Tisch: Flugtickets, gültige Reisepässe (ggf. mit Visa), Führerschein, Unterlagen zur Unterkunft und Autovermietung, eventuelle Routenpläne, Geld, Schecks, Kreditkarten, Reiseversicherung, Wörterbuch, Adressbuch, Handy.
- Packen Sie bereits am Vorabend, inkl. Rauslegen der Reisekleidung, und machen Sie ggf. von einem Vorabend-Check-in am Flughafen gebrauch (Late-Night-Check-in).

- Denken Sie an Reiselektüre, notwendige Medikamente zur Einnahme während der Reise, Taschentücher, Adapter für Strom im Reiseland, Zettel und Stifte.
- Planen Sie die Anreise zum Flughafen mit großzügigem Zeithorizont.
- Bitten Sie um einen Platz am Gang oder an einem Notausgang. Hier können Sie leichter aufstehen (ohne Ihren Nachbarn zu behindern).
- Geben Sie beim Check-in, spätestens aber unmittelbar bei Ankunft am Abfluggate an, dass Sie unter Flugangst leiden. Bitten Sie darum, als Erstes einsteigen zu dürfen, und sprechen Sie die Flugbegleiter unbedingt auf Ihre Flugangst an!

Wenn Sie zusätzlich folgende Hinweise beachten, steht einer entspannten Reise nichts mehr im Wege:

- Planen Sie ausreichend Zeit und Geld für den Bummel im Duty-free-Shop ein! Beachten Sie die Einfuhrgrenzen!
- Beachten Sie das Gewicht Ihrer Koffer! Die Gewichtsbeschränkungen sind von Airline zu Airline verschieden.
- Achten Sie auf den richtigen Zeitpunkt für die Einnahme von Medikamenten gegen Reisekrankheit.
- Bedenken Sie, dass im Handgepäck auf Flügen, die in der EU starten, Flüssigkeiten nur eingeschränkt mitgeführt werden dürfen. Informationen dazu erhalten Sie beim Erwerb der Flugscheine oder vom Flughafen direkt.

- Spitze und scharfe Gegenstände haben im Handgepäck nichts zu suchen.
- Lassen Sie Ihr Gepäck nie unbeaufsichtigt.

Organisieren Sie Ihre Reise frühzeitig. Check- und Packlisten helfen Ihnen, nichts zu vergessen und entspannt zu bleiben. Entwerfen Sie Ihre individuellen Check- und Packlisten für Urlaub, Wochenendausflug oder kurzfristigen Businesstrip. So haben Sie immer alles parat!

4.2 Selbsthilfeprogramm

Nachdem Sie nun verschiedenste Informationen zu den Themen Flugangst und Fliegen bekommen haben, ist es Zeit, dass Sie sich Ihren persönlichen „Schlachtplan" gegen Flugangst zurechtlegen.

Ich möchte Ihnen eine To-do-Liste an die Hand geben, die Sie bei aufkommender Flugangst „abarbeiten" können. Darüber hinaus enthält sie Punkte, deren Beachtung Ihnen helfen wird, erst gar keine Flugangst aufkommen zu lassen.

Um mit Ihrem Selbsthilfeprogramm erfolgreich zu sein, hat sich folgende Vorgehensweise bewährt:

1. Führen Sie ein Situationsbuch im Sinne eines Tagebuches, wo Sie Ihre Gefühle und Symptome situativ festhalten. Dies dient dazu, später Ihre Fortschritte zu beurteilen.

2. Visualisieren Sie Ziele (indem Sie diese hier aufschreiben), um das Voranschreiten Ihrer Selbsthilfe zu portionieren und sich selbst bei Zielerreichung zu motivieren. Wichtig ist hier, dass Sie möglichst kleine Etappenziele formulieren, die auch erreichbar sind:

a)_ _

_ _

b)_ _

_ _

c)_ _

_ _

d)_ _

_ _

e)_ _

3. Erstellen Sie Ihre persönliche Stresskurve (siehe Kapitel 1.3).
4. Lernen Sie Entspannungsmethoden und wenden Sie diese in angstauslösenden Situationen an, um nicht mit Angst, sondern mit gelernter Entspannung zu reagieren.
5. Betreiben Sie Systematische Desensibilisierung an sich selbst, indem Sie sich auf Grundlage Ihrer Stresskurve die Situationen vorstellen und bei aufkommender Angst mit Entspannung reagieren.
6. Versuchen Sie, die angstauslösenden Situationen realistisch zu überdenken. Phobiker neigen zu übertriebener und unangebrachter Angst vor einer Situation und sind sich dessen eigentlich auch bewusst.

7. Unterziehen Sie sich nach diesen Übungspunkten der Konfrontationsmethode. Vergleichen Sie Ihre Reaktionen und halten Sie sie in Ihrem Situationsbuch fest.
8. Beachten Sie die Tipps gegen den Stress in der Reisevorbereitung und die Tipps zur Reise selbst (siehe Kapitel 4.1). Entwerfen Sie Ihre eigenen, dem Reiseanlass entsprechenden Listen.
9. Fassen Sie nach Durcharbeiten der Punkte 1-8 die für Sie wichtigsten Erkenntnisse auf einem DIN-A4-Zettel (Vorder- und Rückseite) zusammen und führen Sie ihn bei Ihrer nächsten Flugreise als Sicherheit und Referenz mit sich.

Ein Selbsthilfeprogramm lebt vom eigenen 30
Engagement. Befassen Sie sich gewissenhaft mit allen Punkten und entwerfen Sie eine Zusammenfassung, die Sie auf der Reise mit sich führen. Sie sollte Erfolge, Verhaltensregeln und Wissen für Sie bereithalten, welche Sie bei aufkommender Flugangst als Referenz zurate ziehen können!

4.3 Zusätzliche Tipps gegen Flugangst

Hier bekommen Sie noch weitere nützliche Hinweise, die Ihnen helfen sollen, der Flugangst entgegenzuwirken. Außerdem finden Sie hier Antworten auf besonders drängende Fragen.

Tipps zur Reise

- Wenn möglich bevorzugen Sie Nonstop-Flugverbindungen. So müssen Sie sich nicht mehrmals einer für Sie unangenehmen Situation aussetzen.
- Trinken Sie wenn möglich einen halben Liter Flüssigkeit pro Flugstunde. Die trockene Luft an Bord lässt Sie dehydrieren und stresst Ihren Körper. Vermeiden Sie Kaffee und Alkohol.
- Achten Sie auf das Alter und die Größe des Flugzeugs. Je größer und neuer das Flugzeug, umso geringer ist das statistische Unfallrisiko. Das Durchschnittsalter bei Unfallflugzeugen beträgt ca. 20 Jahre. Alte Flugzeuge fliegen oft bei Airlines, die sich neue nicht leisten können. Ferner sind große Flugzeuge nicht sehr wetteranfällig.
- Versuchen Sie morgens zu fliegen. Das Wetterrisiko nimmt nämlich im Tagesverlauf deutlich zu.
- Minimieren Sie Thrombose-Risiken. Durch den oft zu geringen Sitzabstand sind Passagiere über einen langen Zeitraum in ihrer Bewegungsfreiheit extrem eingeschränkt. Vor allem in den Beinen wird dadurch der Blutfluss behindert. Die Folge sind schwere Beine, es kann sich Flüssigkeit einlagern (Ödeme) und in ungünstigen Fällen kann sogar eine Thrombose entstehen. Stehen Sie mindestens einmal pro Stunde auf und machen Sie zwischendurch Fußgymnastik.
- Wählen Sie Ihren Sitzplatz am Gang oder in der Nähe des Notausgangs. Studien zeigen, dass die sichersten

Plätze sich maximal 6-7 Reihen vom Notausgang entfernt befinden.

- Verfolgen Sie aufmerksam die Sicherheitsanweisungen der Flugbegleiter. Egal wie oft Sie diese schon gehört haben, können sie doch im Ernstfall Ihr Leben retten. Machen Sie sich auch mit der Sicherheitsbroschüre aus Ihrer Sitztasche vertraut. Das wird Ihnen ein beruhigendes Gefühl geben.
- Prüfen Sie vor Beginn Ihrer Reiseplanung, ob eine infrage kommende Fluggesellschaft auf der so genannten „Blacklist" (schwarze Liste der EU) steht. Auf diese Liste kommen Flugzeuge, die internationale Sicherheitsstandards nicht erfüllen. Ihr Reisebüro oder das Internet hilft Ihnen gerne bei der Recherche.

Kurze Frage – schnelle Antwort

➤ *„Warum wird zu Start und Landung das Licht ausgemacht?"*

Durch das Dimmen der Kabinenbeleuchtung gewöhnen sich die Augen an die Dunkelheit. Bei einem Notfall, gerade zu Nachtzeiten, sind Sie dann durch bessere Nachtsicht handlungsfähiger. Tipp: Lassen Sie auch Ihre Leselampe aus.

➤ *„Können sich die Piloten eine klassische Fischvergiftung zuziehen und handlungsunfähig werden?"*

Nein! Selbst wenn ein Essen an Bord unverträglich gewesen sein sollte, essen Kapitän und Copilot immer verschiedene Mahlzeiten, um diesem Risiko zu entgehen.

➤ *„Wie schütze ich mich vor Rauchentwicklung?"*
Prägen Sie sich beim Hinsetzen den Weg zum nächsten Notausgang gut ein (z. B. durch Zählen der Sitzreihen). Vermeiden Sie unbedingt das Einatmen von Rauch! Kriechen oder schlängeln Sie sich auf dem Boden aus der Gefahrenzone und schützen Sie Ihre Atemwege wenigstens etwas, indem Sie sich Ihre Brustbekleidung hoch über die Nase ziehen. Das verschafft etwas Zeit!

➤ *„Kann der Autopilot auch landen?"*
Moderne Verkehrsflugzeuge sind in der Lage, automatisch zu landen und zu bremsen. Ferner übernimmt der Autopilot die Steuerung des Flugzeugs während des Reiseflugs. Allerdings werden immer noch ca. 95 % aller Landungen von den Piloten selber durchgeführt.

➤ *„Woher weiß der Pilot, wo er ist?"*
Das Flugzeug ist redundant ausgestattet, um z. B. Signale von Funkfeuern zu empfangen. So kann man durch Peilung seinen Standort auch über den Wolken berechnen. Ferner sind moderne Verkehrsflugzeuge mit mehreren Satellitennavigationsystemen ausgestattet.

➤ *„Woher weiß der Pilot, wo andere Flugzeuge fliegen?"*
Der Pilot beobachtet den Luftraum mit dem bloßen Auge, ferner überwacht die Flugsicherung den Luft-

raum und gibt entsprechende Anweisung. Aber am wichtigsten ist das sogenannte TCAS (Traffic Collision Avoidance System). Es errechnet fortlaufend von allen Flugzeugen in der Umgebung die Position (durch Empfang von Geschwindigkeit, Richtung und Höhe) und gibt im Notfall Anweisung zum Ausweichen. Dieses System hat sich im Gegensatz zum Fluglotsen noch nie geirrt, weshalb einige Airlines im Notfall auch dem System vertrauen und nicht den Anweisungen des Fluglotsen Folge leisten!

➤ *„Was passiert, wenn ein Triebwerk ausfällt?"*

Im Normalfall passiert nichts. Es herrscht routinierte Betriebsamkeit im Cockpit, wobei die zu treffenden Maßnahmen, angewiesen durch die entsprechenden Checklisten, abgearbeitet werden. Da ein Verkehrsflugzeug immer mindestens 2 oder mehr Triebwerke hat, können die Verbleibenden die anstehenden Aufgaben gut bewältigen. Selbst beim Ausfall aller Triebwerke kann das Flugzeug gleiten und fällt nicht wie ein Stein vom Himmel! Aus 10.000 m gleitet ein Verkehrsflugzeug ca. 200-300 km! Dies wird durch die sogenannte Gleitzahl bestimmt.

➤ *„Warum wird kurz nach dem Start das Triebwerkgeräusch abrupt leiser?"*

Kennen Sie das? Gleich nach dem Abheben, nach ca. 30 Sekunden bis 1,5 Minuten, hört es sich so an, als wenn die Triebwerke nicht mehr beschleunigen und Gas weggenommen wird. Kein Grund zur Panik, denn das ist völlig normal. Der Pilot nimmt die volle Leistung aus den Triebwerken raus, um sie zu schonen und weil er bereits genügend Anfangshöhe gewonnen hat. Er senkt die Flugzeugnase und steigt mit geringerem Winkel sowie vermindertem Schub weiter. Manchmal hat die Besatzung auch noch keine Freigabe zum weiteren Steigflug, nimmt das Gas weg und geht in den Horizontalflug über, um nach einem kurzen Augenblick wieder Gas zu geben und mit Erlaubnis der Flugsicherung weiter zu steigen.

➤ *„Woher kommen diese verwirrenden Triebwerksgeräusche im Landeanflug?"*

Während des gesamten Sinkflugs wird recht wenig Triebwerksleistung gebraucht. Doch im Endanflug, wenn Landeklappen und Fahrwerk ausgefahren sind, gibt das Flugzeug plötzlich Gas. Aber auch das ist völlig normal. Das Flugzeug kommt in den Bereich des „Reversed Command". Die Geschwindigkeit wird hier durch den Anstellwinkel des Flugzeugs gesteuert. Es wird Triebwerksleistung gebraucht, um langsamer zu werden, da der Luftwiderstand durch das Ausfahren von Klappen und Fahrwerk sehr groß geworden ist.

➤ *„Kann eine Fensterscheibe kaputtgehen?"*

Dieser Fall ist äußerst unwahrscheinlich. Selbst bei Materialermüdung übernimmt eine zweite Scheibe die Funktion der ersten (zur Sicherheit der Fenster siehe auch S. 43).

➤ *„Sind Gewitter gefährlich?"*

Auf dem Schirm des Wetterradars kann man sehen, wie kräftig ein Gewitter ist. Starken Gewittern, wie sie vor allem in den Tropen vorkommen, weicht man aus, aber auch kleinere Gewitter werden gewöhnlich umflogen. Das Gefährlichste sind nicht etwa die Blitze. Die Zelle des Flugzeuges ist aus Metall und damit ein sogenannter „Faraday'scher Käfig", der die Passagiere genauso schützt wie die Karosserie eines Autos. Gefährdet ist vielmehr die sensible Elektronik an Bord. Der wichtigste Grund, einen großen Bogen um Gewitterwolken zu machen, sind allerdings die enormen Turbulenzen in ihrem Innern und die damit verbundene Gefahr für Passagiere und Flugzeuge. Bei kleineren Gewittern ist der Umweg ein Zugeständnis an den Komfort des Passagiers, bei größeren allerdings eine Frage der Sicherheit.

➤ *„Kann ein Flugzeug notwassern?"*

Ja, kann es. Prinzipiell wird mit Minimalgeschwindigkeit und eingefahrenem Fahrwerk, aber ausgefahrenen Klappen parallel zu den Wellenlinien auf einem Wellenrücken aufgesetzt. Es erfolgt meist ein leichter Stoß, gefolgt von einem weiteren harten Schlag. Die Flugzeugnase taucht unter Wasser. Das Flugzeug ist eine gewisse Zeit schwimmfähig.

➤ *„Was ist die Brace Position?"*

Sie beschreibt die beste Körperhaltung, um bei einer Notlandung zu überleben: Sitzgurte festziehen, vordere

Sitzlehne nach vorne klappen, Füße auseinander und unter den Vordersitz stellen, Knie aneinander, Kopf auf die gekreuzten Arme und auf der Rückenlehne des Vordersitzes abstützen. Bei großem Sitzabstand den Kopf auf die z. B. durch ein Kissen gepolsterten Knie legen und mit den Armen die Oberschenkel fest umfassen.

➤ *„Was bedeutet die Ansage: ‚Cabin Attendants! All doors in Flight/Park'?"*

Das ist eine Aufforderung, die Türen zu sichern oder zu entsichern. Im gesicherten Zustand würde beim Aufmachen der Türen die Notrutsche automatisch rauskommen, was man im Normalfall am Gate ja verhindern will.

➤ *„Was bedeutet die Ansage: ‚Cabin Attendants! Please prepare for landing'?"*

Das ist die Ansage an die Flugbegleiter, sich endgültig hinzusetzen. Sie erfolgt meist unmittelbar nach Ausfahren des Fahrwerks, was als lautes „Rumpeln" zu hören ist.

➤ *„Was bedeutet die Ansage: ‚Cabin Attendants! Please be seated'?"*

Diese Ansage fordert die Flugbegleiter auf, sich unmittelbar hinzusetzen und den Service einzustellen. Sie wird in Erwartung von heftigeren Turbulenzen zur Sicherheit der Flugbegleiter gegeben. Ihnen als Passagier kann im angeschnallten Zustand bei Turbulenzen nichts passieren.

Sollten Sie Nachfragen oder weitere Fragen haben, die hier nicht beantwortet wurden, dann lade ich Sie herzlich ein, mir zu schreiben. Ich werde sie umgehend und ausführlich beantworten.

FAZIT: Der gefährlichste Weg bei einem Flug ist nach wie vor der zum Flughafen! 30

Fast Reader

1. Flugangst begreifen

Phobien können unterschiedliche Ursachen haben. Machen Sie sich bewusst und vertraut, welche Symptome bei Ihnen am stärksten sind, denn die gilt es, im Folgenden zu mildern bzw. ganz zum Verschwinden zu bringen.

Die Bereitschaft, sich Ihrer Flugangst zu stellen, ist der erste Schritt zur erfolgreichen Bekämpfung Ihrer Angst.

- ***Machen Sie sich klar, welche Ursachen Flugangst haben kann.***
- ***Erkennen und akzeptieren Sie Ihre persönlichen Reaktionen.***
- ***Verschaffen Sie sich anhand Ihrer Stresskurve einen Überblick über Intensität und zeitliches Auftreten Ihrer Symptome.***

2. Was man über das Fliegen wissen sollte

Ein modernes Verkehrsflugzeug hält allen im Flugbetrieb vorkommenden Belastungen stand. Flugzeugbauteile und -systeme unterliegen dem Prinzip der Redundanz: Bei Versagen eines solchen Flugzeugbauteils oder -systems übernimmt ein anderes seine Funktion.

Verkehrsflugzeuge unterliegen unzähligen und fortlaufenden Kontrollmaßnahmen, welche von sehr gut ausgebildeten Fachkräften vorgenommen werden. Spezialisierungen und fortlaufendes Training sensibilisieren die Fachkräfte in ihrer täglichen Arbeit.

Im Beruf des Piloten spielen Sicherheit, Verantwortung und Respekt eine wichtige Rolle. Immer wiederkehrendes Training im Simulator garantiert ein schnelles und kompetentes Handeln in jeder Situation.

30

Das Handeln von Piloten orientiert sich an Werten wie Sicherheit, Verantwortung und Professionalität. Das Wetter bestimmt maßgeblich die Fliegerei, wobei Turbulenzen hauptsächlich den Komfort der Passagiere und nicht die Sicherheit des Flugzeuges beeinflussen.

3. Wege aus der Flugangst

Wählen Sie die für Sie am besten geeignete Entspannungstechnik. Die Konfrontationsmethode beruht darauf, dass der Phobiker real mit der angstauslösenden Situation konfrontiert wird und er sie dadurch allmählich überwindet. Bei der Virtual-Reality-Exposition wird mittels eines Flugsimulators ein Flug simuliert. Die Systematische Desensibilisierung ist eine Kombination aus PMR und der Projektion von angstauslösenden Vorstellungsbildern.
Der Aviophobie kann in einem Flugangstseminar entgegengewirkt werden. Weniger kostspielig ist die Selbsthilfe, bei der Ihnen die Hinweise in diesem Buch helfen können.

30 ***Wählen Sie den Ihnen am besten entsprechenden Weg aus der Flugangst, oft ist eine Kombination der hier vorgestellten Methoden sinnvoll. Alkohol ist kein probates Mittel, um Flugangst zu bewältigen, ebenso sollten Sie bei Medikamenten vorsichtig sein.***

4. Der Flug kann kommen

Organisieren Sie Ihre Reise frühzeitig. Check- und Packlisten helfen Ihnen, nichts zu vergessen und entspannt zu bleiben. Entwerfen Sie Ihre individuellen Check- und Packlisten für Urlaub, Wochenendausflug oder kurzfristigen Businesstrip. So haben Sie immer alles parat!
Ein Selbsthilfeprogramm lebt vom eigenen Engagement. Befassen Sie sich gewissenhaft mit allen Punkten und entwerfen Sie eine Zusammenfassung, die Sie auf der Reise mit sich führen. Sie sollte Erfolge, Verhaltensregeln und Wissen für Sie bereithalten, welche Sie bei aufkommender Flugangst als Referenz zurate ziehen können!

FAZIT: Der gefährlichste Weg bei einem Flug ist nach wie vor der zum Flughafen!

Der Autor

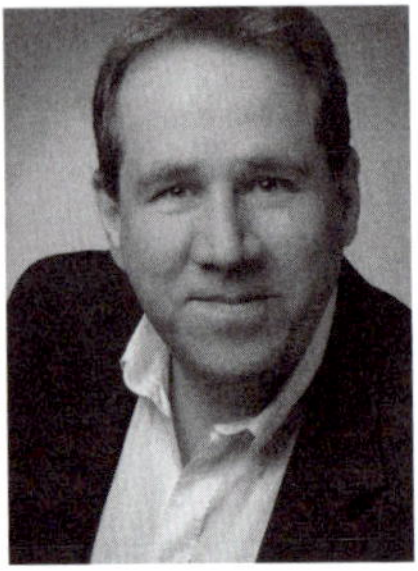

Mathias Gnida, Jg. 1970, absolvierte eine Ausbildung zum Flugzeugmechaniker, später zum Verkehrsflugzeugführer und studierte 9 Semester Maschinenbau mit Fachrichtung Flugzeugsystemtechnik. Seine profunden Fachkenntnisse gewann er im Laufe der Jahre durch intensive Einblicke und verantwortungsvolle Tätigkeiten in der Flugzeugwartung und -Überholung, der Vorfeldabfertigung, als Referent im Component Asset Management und nicht zuletzt als Pilot. Heute arbeitet er als Produktmanager in einem großen deutschen Luftfahrtkonzern.

Kontakt: www.flugangstseminar.com
www.skycair.com
mail@flugangstseminar.com

Weiterführende Literatur

- Bonner, Karin; *Nie mehr Flugangst: Ein Selbsthilfeprogramm in sechs Schritten;* Düsseldorf, Patmos 2007

- Bor, Robert; *Die Angst vor dem Fliegen überwinden: Ratgeber für Betroffene und ihre Angehörigen;* Robert Bor, Jeanette Josse, Stephen Palmer; Zürich, Oesch 2001

- Conrad, Tobias; *Ich flieg dann mal: Praxiswissen und Behandlungsmethoden für die Therapie von Flugangst* (Broschiert); Carl-Auer-Systeme 2008

- Fischer, Ute; Siegmund, Bernhard; *Nie wieder Flugangst. Neun Schritte zum entspannten Fliegen* (Broschiert); Falken 1998

- Heermann, Jürgen; *Warum sie oben bleiben: Ein Flugbegleiter für Passagiere. Vom Start bis zur Landung* (Taschenbuch); Frankfurt, Insel; 5. Aufl. Mai 2000

- Irrmann, G.; Unhold, B.; *Spezifische Phobien,* Universität Salzburg 2006

- Kinnunen, Paula; *Flugangst bewältigen – Information zur Entstehung und Behandlung für Betroffene und Therapeuten;* Weinheim, BeltzPVU 1996

- Krefting, Rudolf; Bayaz, Ahmet; *Angstfrei fliegen: Das erprobte Step-by-Step-Programm* (Broschiert); Trias; 4. Aufl. September 2005

- Littek, Frank; *Handbuch für Passagiere* (Broschiert); Motorbuch-Verlag; Auflage: März 2008

- Mühlberger, Andreas; Hermann, M. J.; *Trainingsanleitung zur Bewältigung von Flugangst;* Institut für Flugpsychologie (ifp) 1998, 2003

- Mühlberger, Andreas; (2003), *Flugangstfragebogen*, In J. Hoyer & J. Margraf, (Eds.), *Angstdiagnostik* (pp. 435 – 438), Berlin. Springer

- Müller-Ortstein, Helmut; Baumeister, Hans-Peter; *Mut zum Fliegen. Wie Sie Ihre Flugangst bewältigen* (Broschiert); München, Urban und Fischer 1997

- Onlineumfrage September 2008 von www.treffpunkt-flugangst.de

- Pessel, Rolf; *Trotz Flugangst fliegen. Hilfe zum guten Umgang mit der Flugangst* (Broschiert); Mz-Verlag 1999

- Zehender, B.W., Dorktorarbeit: *Untersuchungen zum Thema Flugangst,* Institut für Medizinische Psychologie der Universität Tübingen, Direktor: Prof. Dr. N. Birbaumer, 2007

Register